Quem disse que você não tem nada pra vestir?

Milla Mathias

Quem disse que você não tem nada pra vestir?

Como ter um guarda-roupa que valoriza a sua imagem.

Direitos em língua portuguesa para o Brasil:
Matrix Editora - Tel. (11) 3873-2062
atendimento@matrixeditora.com.br
www.matrixeditora.com.br

Diretor editorial:
Paulo Tadeu

Capa e projeto gráfico:
Edson Kumasaka

Diagramação:
Renata Senna

Revisão:
Adriana Parra
Alexandre de Carvalho

Dados Internacionais de Catalogação na Publicação (CIP)
SINDICATO NACIONAL DOS EDITORES DE LIVROS, RJ.

Mathias, Milla

Quem disse que você não tem nada pra vestir? : como ter um guarda-roupa que valoriza sua imagem / Milla Mathias. - São Paulo : Matrix, 2009.

1. Vestuário. 2. Moda. I. Título.

09-4688. CDD: 391
CDU: 391

Dedico este livro a Sueli Mathias,
que abriu meus olhos e me fez enxergar meu caminho!

Quero agradecer a Deus, à Vida e ao Universo por terem sido tão generosos comigo em colocar pessoas tão fantásticas no meu caminho, em especial:

Meus pais, Thadeu e Mara, sem os quais eu não seria quem sou hoje. Amo muito vocês!

Meus irmãos, Thadeuzinho e Gustavo: não importa em qual lugar do planeta vocês estejam, seremos sempre muito unidos. Amo vocês!

Érika Digon, minha amiga e assessora de imprensa que me ajudou a abrir várias portas.

Meus amigos, que são mais do que *top models*, são *top friends*: Pai, Érika, Dany, Felix, Paulinho, Chris, Daniel, Lucia, Tininha, Sávio, Ju Melloni (e Rafael), Ju Parisi, Vanuza e Ricardo. Sem vocês eu não teria conseguido atravessar a estrada e escrever este livro!

E, ainda, Karin Nagae, Davi Brandão, Marilyn Diggs, Grilinha, Filipe Guanaes, Alessandra Gaidargi, Carol de Luizi, minha madrinha, minha amiga e cabeleireira Bia Eiko, minha prima Sílvia Cintra Franco (que foi a primeira pessoa a me dar um abraço quando eu comuniquei minha mudança de profissão), Andrea Milanesi, Ciro Ferraz, Cris Porto, o fotógrafo Edson Kumasaka, Paulo Faiock, que me ajudou com ideias e textos, e meu editor, Paulo Tadeu.

Ah! E Nelsinho, meu companheiro de todas as horas!

U-hhhhuuuuuuuuuuuuuuuu!

Saber tirar proveito dos nossos pontos fortes e esconder aqueles que não nos favorecem é fundamental para conseguir passar uma mensagem de sucesso para o mundo e, também, para levantar nossa autoestima.

Para escrever este livro e fazer dele uma obra instrutiva, convidei catorze amigos com perfis e estilos diferentes. Todos concordaram de pronto em me ajudar, sem questionar nada! Assim que chegava na casa deles para montar os looks, escutava a mesma frase: "Mas eu não tenho roupa! Pensei que você fosse trazer as peças para eu tirar as fotos!". Foi daí que surgiu o título do livro. Todo mundo já disse isso pelo menos uma vez na vida.

A verdade é que a maioria das pessoas entope seus guarda-roupas com peças que muitas vezes não são adequadas a elas e, por isso, acham que realmente não têm o que vestir. Isso acontece porque comprar as peças certas requer um conhecimento profundo do seu interior e exterior.

Esta obra tem o intuito de ser um guia prático para o seu dia a dia a fim de que você possa transmitir a sua mensagem para o mundo e estar sempre impecável, o que não significa, como você verá, que para isso precise estar de longo e salto alto ou de terno e gravata!

Para ter um guarda-roupa prático, enxuto e coordenável basta que você tenha peças básicas, de qualidade e que possibilitem combinações entre si. Preste atenção no seu corpo, na sua idade, na sua coloração pessoal e no seu estilo!

Fiq Fashion!

Milla

Christian

34 anos | 1,92 m

Christian é publicitário e tem seu próprio negócio. Quando trabalha em seu escritório, se veste de maneira mais casual, mas mantém a formalidade caso apareça algum cliente ou ele precise sair para uma reunião de última hora. Seu perfil é alto e suas proporções são equilibradas.

Todo final de tarde Christian vai para a academia correr na esteira. Ele faz isso para manter sua forma e para desestressar.

Como ele é um homem alto, pode abusar do contraste de cores entre suas peças, sem se preocupar em ficar com a aparência de uma pessoa mais baixa.

Os shorts mais curtos evidenciam suas pernas e deixam sua silhueta mais alongada. Seu modelo é específico para correr, pois é bem solto e não prende os movimentos.

A camiseta regata laranja só pode ser usada para praticar esportes. Ele nunca deve colocá-la com uma bermuda de sarja ou calça jeans.

O tênis usado por ele é exclusivo para a prática de esportes. As meias são bem rasas para deixar suas pernas bem à mostra e alongadas.

Aonde ir com este look:
- *Praticar esportes*

Peças mais curtas como shorts e saias devem ser usadas por quem tem pernas proporcionais, e passarão a impressão de quem as veste ser mais longilíneo.

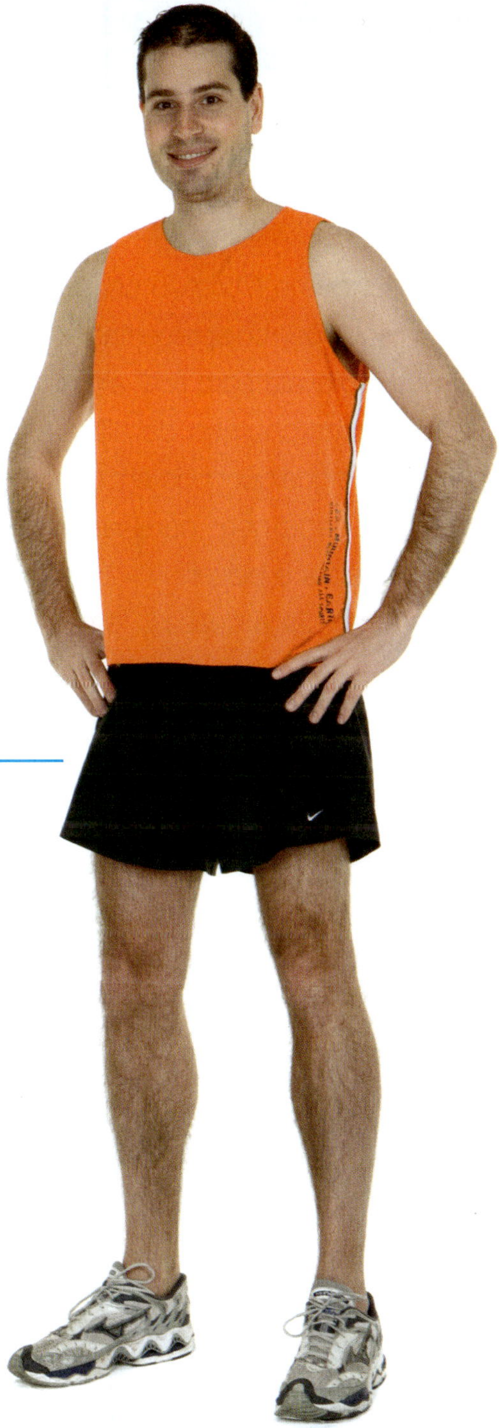

Não tente usar este look para qualquer outra situação que não seja a prática de esportes, sob o risco de ficar totalmente fora de contexto.

Aonde ir com este look:

- *Ambientes de trabalho que adotem o smart casual*
- *Reuniões informais de trabalho*

Este é o visual que o Christian usa no seu dia a dia para trabalhar. Quando tem reuniões ou apresentações agendadas, ele prefere vestir um costume e gravata para ficar ainda mais formal.

A calça reta cinza-chumbo de alfaiataria é uma peça coringa no guarda-roupa de qualquer homem que frequente ambientes formais. Ela pode ser usada com camisas sociais e do tipo "executive", malhas, golas altas e blazers.

Ao comprar uma calça dessas, temos que prestar atenção no seu tecido. A lã é a melhor pedida, por ser natural tem melhor caimento e deixa a pele respirar, além de não brilhar. Peças assim devem ser lavadas somente em lavanderias especializadas para que durem mais. Note que a barra da calça termina na altura do salto do mocassim e, dessa forma, não empapa na frente, nem arrasta no chão.

O tricô que ele veste tem uma estampa invernal, que recebe o nome de "argyle", bem no centro de seu tronco. Isso atrai a atenção para a sua barriga. Pelo fato do Christian ser magro, esse detalhe não desequilibra seu visual.

Já uma pessoa com sobrepeso deve evitar estampas e detalhes, ainda mais na cor clara, na região da barriga.

Assim como Paulo (pág. 48), Christian colocou uma camiseta underwear cinza por baixo da malha.

Com as calças de alfaiataria temos as opções de usar sapato social de amarrar ou mocassim. Como o Christian está com um tricô que tem uma linguagem mais informal, o mocassim esportivo foi a melhor escolha.

As estampas claras atraem atenção para a região onde estão concentradas. Se você tiver barriga, evite peças como esta da foto.

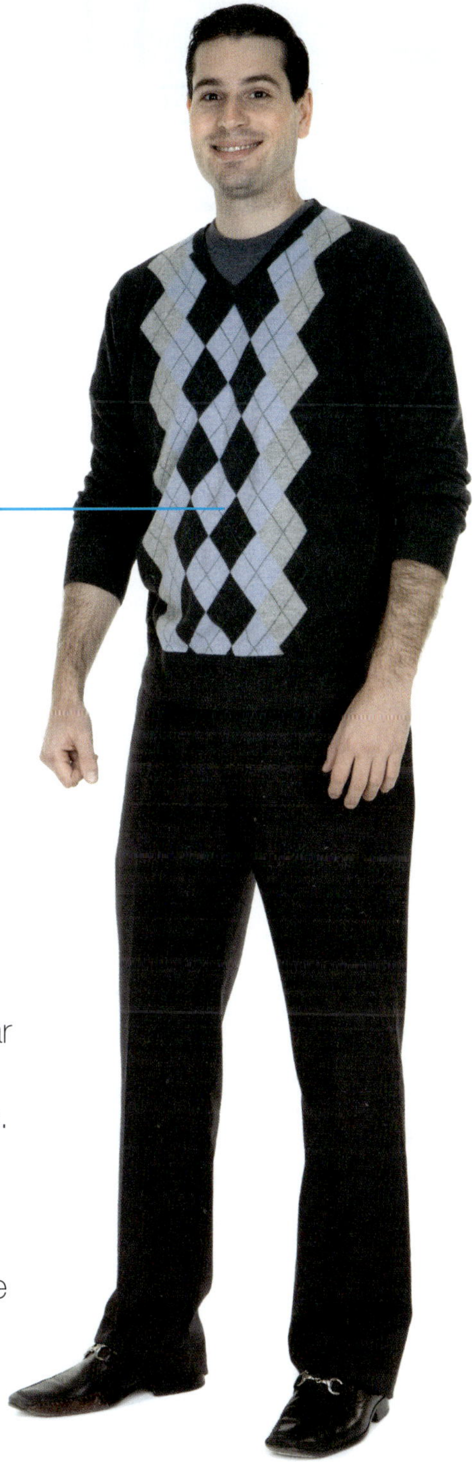

Nunca se deve guardar peças de tricô penduradas no cabide. Elas devem ser dobradas ao meio e colocadas em prateleiras. Nem pense em colocá-las dentro de sacos plásticos!

Aonde ir com este look:

- *Reuniões de amigos*
- *Bares mais informais*
- *Baladas mais descoladas*
- *Cinema*

Por estar vestido de maneira mais formal durante os dias da semana, nas suas horas de lazer Christian gosta de ficar mais à vontade para tomar café com seus amigos.

Por causa de seu perfil alto e proporcional, ele pode abusar de estampas, contrastes e linhas horizontais, sem medo. Mesmo assim, como tem um estilo mais conservador, suas roupas são em tons mais neutros, mas nem por isso são sem graça.

Seu black jeans é ideal para eventos noturnos e é uma peça esporte coringa. Com ela, Christian pode combinar camisas esportivas ou semissociais, blazers, camisetas polos e de gola careca, além de jaquetas, parcas e tricôs .

Seu modelo reto, comprido e de lavagem uniforme faz com que suas pernas pareçam ainda mais compridas.

A camiseta de algodão tem listras horizontais largas, que o tornam visualmente mais baixo e com o tronco mais largo.

Os acessórios escolhidos têm a mesma linguagem das peças de roupa: informal. O cinto de lona de cor clara corta sua silhueta ao meio e ilumina o look, deixando-o mais leve.

O tênis de couro mais *hipado* e descolado é bastante esportivo e finalizou muito bem o look do Chris. Cinto de couro e mocassim esportivo teriam ficado pesados demais para o visual dele.

A silhueta do Christian se torna mais curta em razão das listras horizontais largas na camiseta e do tênis de lona de cor clara.

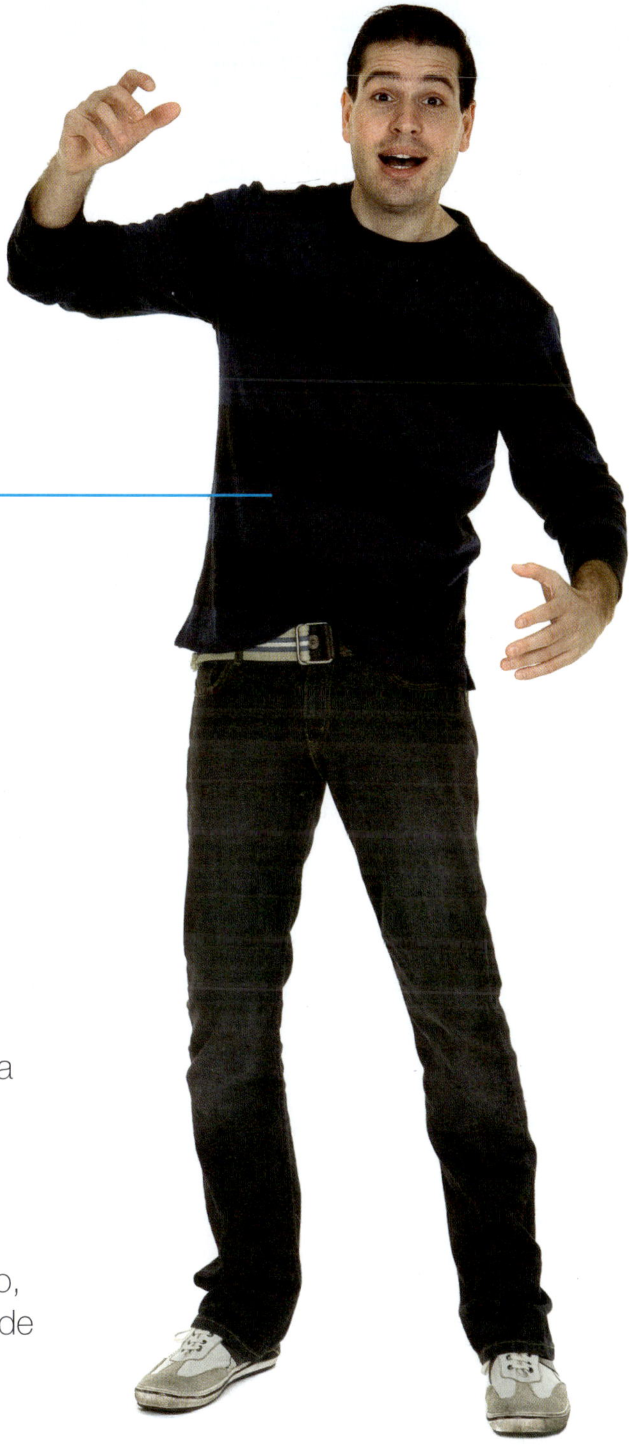

Para mudar o look: substitua a camiseta de gola careca por uma de gola polo e coloque um blazer acinturado mais informal. Neste caso, cintos e mocassim de couro são os acessórios ideais.

Aonde ir com este look:

- *Reuniões de amigos*
- *Bares mais informais*
- *Baladas mais descoladas*
- *Cinema*

Christian organizou um churrasco para fazer uma confraternização de final de ano na sua empresa. Ao mesmo tempo em que está em uma situação informal, ele não pode deixar de lado sua postura de empresário. Seu look deve deixá-lo à vontade, mas nada de usar regata e chinelos.

Mesmo em ambientes descontraídos, quando estamos em contato com pessoas com quem trabalhamos, devemos ter cuidado com a forma pela qual nos vestimos, pois somos observados com mais crítica e corremos um risco maior de ser assunto de conversa.

A calça jeans clara sem detalhes na lavagem ou "furos estilizados" é mais elegante e sóbria, ideal para ambientes informais e profissionais.

A camiseta de gola polo é sempre mais arrumadinha que a de gola careca e pode ser usada tanto para fora como por dentro da calça. O perfil do Christian permite ambos, mas optamos por colocar por dentro da calça para acinturar sua silhueta.

Por ele estar no seu peso ideal, suas roupas podem, e devem, ser mais slim, o que valoriza seu corpo, ainda mais.

No ambiente de trabalho você deve evitar usar:

- tênis que usa para praticar esportes;
- calças rasgadas;
- cores muito vibrantes;
- perfumes muito fortes;
- barba;
- cabelo comprido;
- brincos, colares e pulseiras;
- camisas de time de futebol ou partido político;
- meia branca com sapato social;
- camisas de manga curta com gravata;
- gravata com motivos engraçadinhos.

Para situações mais casuais durante o dia, prefira tons de jeans mais claros.

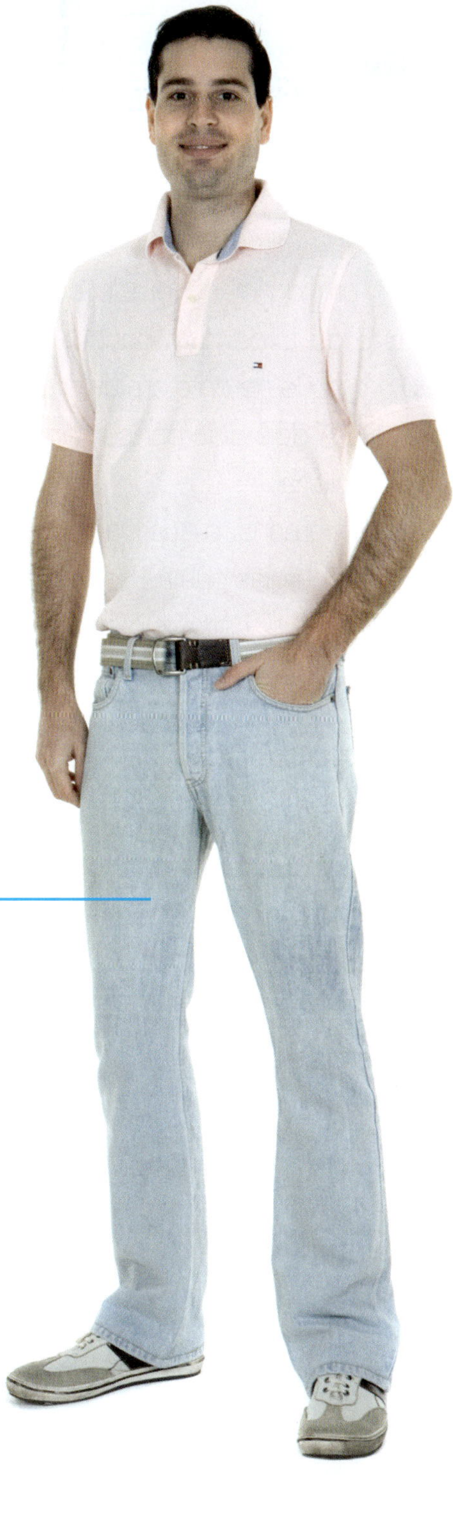

A camiseta polo sempre dá um ar mais arrumado do que camisetas de gola careca.

Daniel

29 anos | 1,62 m

Daniel tem um cotidiano pra lá de agitado! Ele trabalha das 8 da manhã às 5 da tarde num banco; às sextas e sábados à noite ele exerce o cargo de gerente em uma casa de forró de São Paulo. Além disso, faz MBA dois dias por semana à noite. Seu perfil é baixo e de peso proporcional.

Nos finais de semana, o que Daniel quer mesmo é ficar em casa para recuperar as energias gastas com suas inúmeras atividades. Quando está em casa, quer estar confortável e, por isso, opta por pijamas.

Daniel também tem muitos amigos e é constantemente convidado para passar os finais de semana na casa de um deles. Por isso precisa escolher peças que irão deixá-lo impecável e valorizado, até na hora de dormir.

A calça de flanela é reta e bem comprida, modelo ideal para deixá-lo com as pernas mais longilíneas. A parte de cima mais curta ajuda a manter as pernas alongadas. As meias azuis dão uma sensação de continuidade à sua silhueta e também contribuem para torná-lo visualmente mais alto.

A estampa xadrez na cor cinza é de tamanho médio e, portanto, fica proporcional ao seu perfil. Um xadrez grande e muito colorido não cairia bem, pois faria Daniel parecer menor.

A camiseta cinza no tom do xadrez harmoniza e torna o look suave. Uma branca seria contrastante demais para ele.

Aonde ir com este look:

- *Ficar em casa*
- *Viagem com amigos ou namorada*

Quem tem o perfil baixo deve procurar usar camisetas e camisas mais curtas para alongar as pernas.

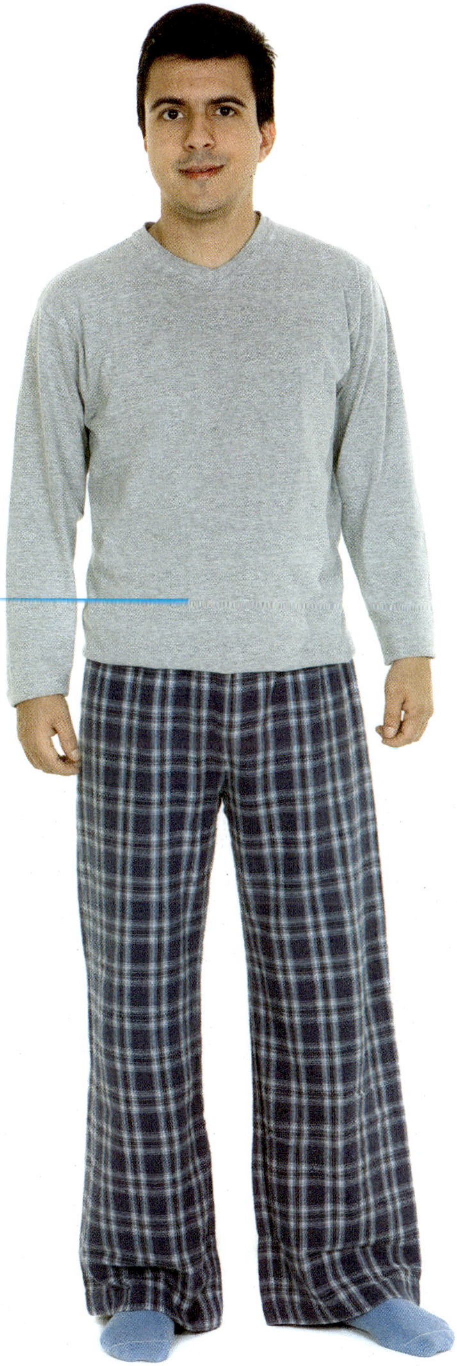

Peças em tons próximos ajudam a alongar a silhueta.

Aonde ir com este look:
- *Trabalhos superinformais*
- *Churrasco*

Quando exerce seu trabalho diurno no banco, Daniel está sempre de costume, camisa social e gravata, um look que não seria adequado para o desempenho de suas funções como gerente da casa de forró. Ao compor este look, pensamos em todos os detalhes que deixariam a silhueta de Daniel visualmente mais alongada.

A calça jeans de modelo reto e lavagem uniforme é a mais tradicional que existe e cai bem em todos os perfis.

Para passar a imagem de uma pessoa séria e responsável, Daniel não pode bobear. Ele deve continuar de calça, camisa e sapato, mas essas peças podem ser mais informais, para acompanhar seu ambiente de trabalho.

O modelo da camisa é o mais esportivo que existe: mangas curtas. Nem pense em usá-la com gravata ou calça social! Ela só pode ser usada em ambientes informais. A camisa tem listras verticais em tons suaves que dão a impressão de uma peça mais comprida.

Para que fique proporcional ao seu perfil, a camisa termina na altura do osso da bacia do Daniel.

A gola da camisa foi levantada para espichá-lo um pouco mais, formando um V que também alonga seu pescoço.

Ele ainda caprichou no corte de cabelo, deixando um topete, que também lhe acrescenta mais alguns centímetros.

Gravatas não devem ser usadas com camisas de manga curta. NUNCA!!!!!

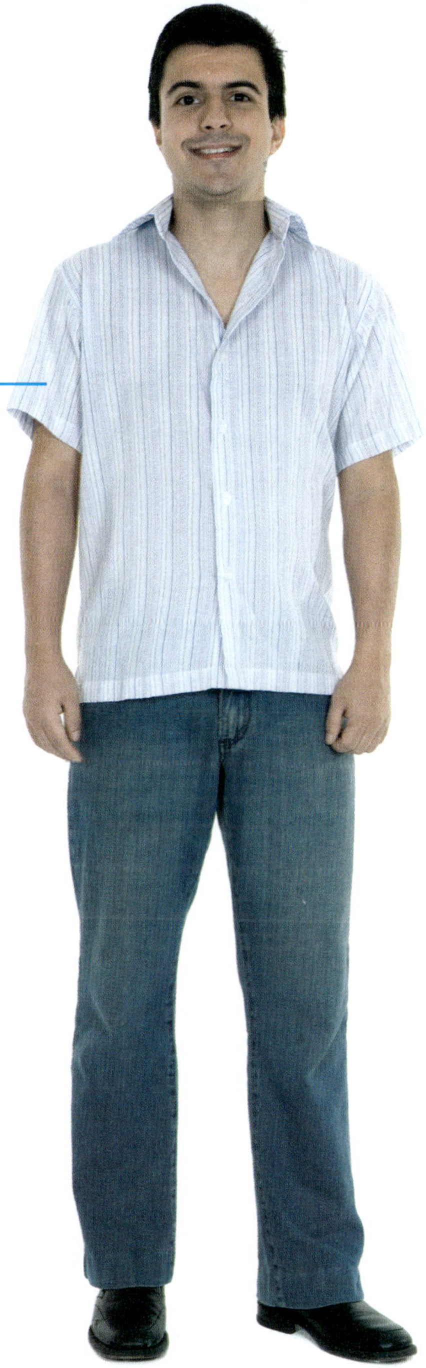

Ambientes de trabalho diferentes pedem estilos de roupa diferentes.

Aonde ir com este look:

- *Churrascos*
- *Cinema*
- *Casa de amigos*
- *Shopping*
- *Livrarias*

Não é porque mostramos o Daniel de pijama e roupa de trabalho que ele não curte um cineminha com sua namorada!

Preocupado com sua imagem, Daniel quer estar sempre na estica e, por isso, usa tons próximos, pois sabe que o deixarão alongado.

O comprimento das mangas da camisa está na medida certa, pois elas terminam na altura do primeiro osso do dedão do Daniel. Se fossem um pouco mais compridas, cairiam sobre suas mãos e passariam um aspecto de braços mais curtos, além de denotar falta de cuidado ao escolher suas peças.

Esta peça está na altura certa, deixando a calça reta de sarja provocar o efeito desejado, que é o de alongar sua silhueta.

O cachecol cria duas linhas verticais ao longo do tronco do Daniel, que dão a impressão de ele ser mais alto. Ao comprar esse acessório Daniel fez questão de observar seu comprimento, para que quando o colocasse em volta do pescoço ele ficasse na altura de suas camisetas e malhas.

O abotinado de camurça café combinou muito bem com a roupa, pois é um acessório mais pesado. O tom marrom-café é bem invernal e mais informal que o preto, que teria ficado excessivamente pesado para a ocasião.

A calça de sarja, assim como todas as outras que o Daniel veste, é de modelo reto e de comprimento ideal, pois não empapa nem arrasta no chão.

Tons próximos ajudam a alongar a silhueta.

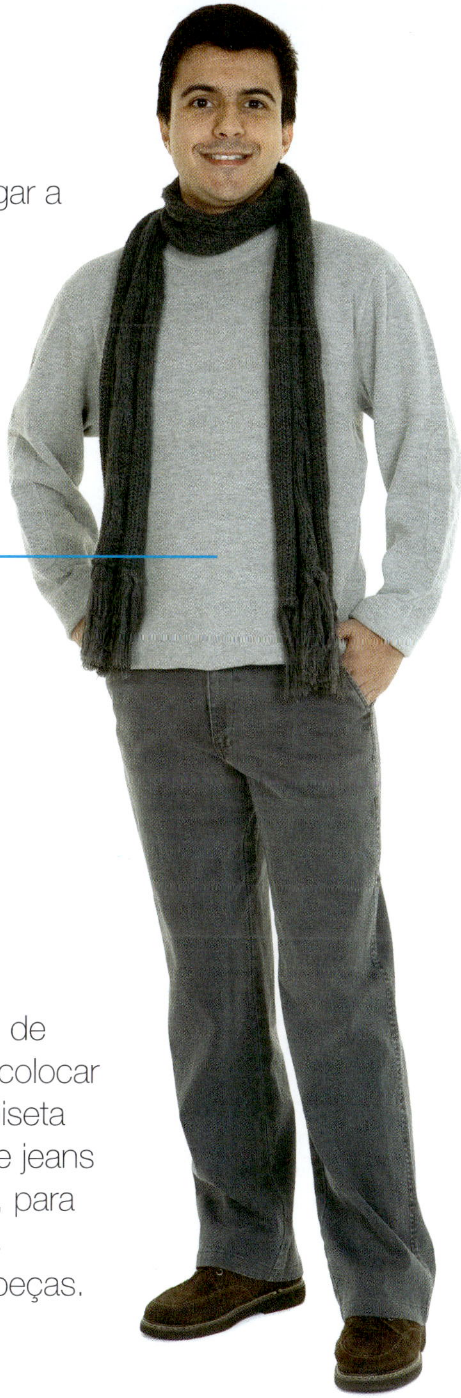

Outras opções de calça para ele colocar com essa camiseta seriam veludo e jeans em tom médio, para manter os tons próximos das peças.

Aonde ir com este look:

- *Prática de exercícios físicos*
- *Caminhadas*
- *Escaladas*

Para manter seu pique diário, Daniel cuida de sua mente e seu corpo fazendo exercícios físicos três vezes por semana. Como mora próximo a um parque, ele corre durante quarenta minutos. Em dias mais frios ele usa o look ao lado.

Para manter a harmonia no seu visual, Daniel sempre opta por tons próximos, pois sabe que esse é um dos truques para deixá-lo mais longilíneo.

A camiseta, que termina na altura do osso da bacia de Daniel, deixa suas pernas mais compridas.

A jaqueta é sempre usada com o zíper aberto para criar as famosas duas linhas verticais ao longo do tronco e deixá-lo mais comprido.

Essa jaqueta é totalmente esportiva e deve ser usada apenas para a prática de esportes. Casacos, jaquetas e afins nunca devem ser mais curtos que as blusas.

Para alongar ainda mais suas pernas, Daniel está de tênis preto, mesmo tom da calça. Um calçado de cor mais clara teria criado uma linha horizontal indesejada em sua silhueta, encurtando-a.

Para parecer mais alto você deve usar:

- linhas verticais em espessuras diferentes;
- baixo contraste entre as peças ou tons monocromáticos;
- meia e sapatos do mesmo tom ou similares;
- paletós de três botões;
- costumes e ternos com padronagens menores (idem para as gravatas);
- casacos mais curtos.

As camisas e camisetas devem sempre ser mais curtas que os casacos.

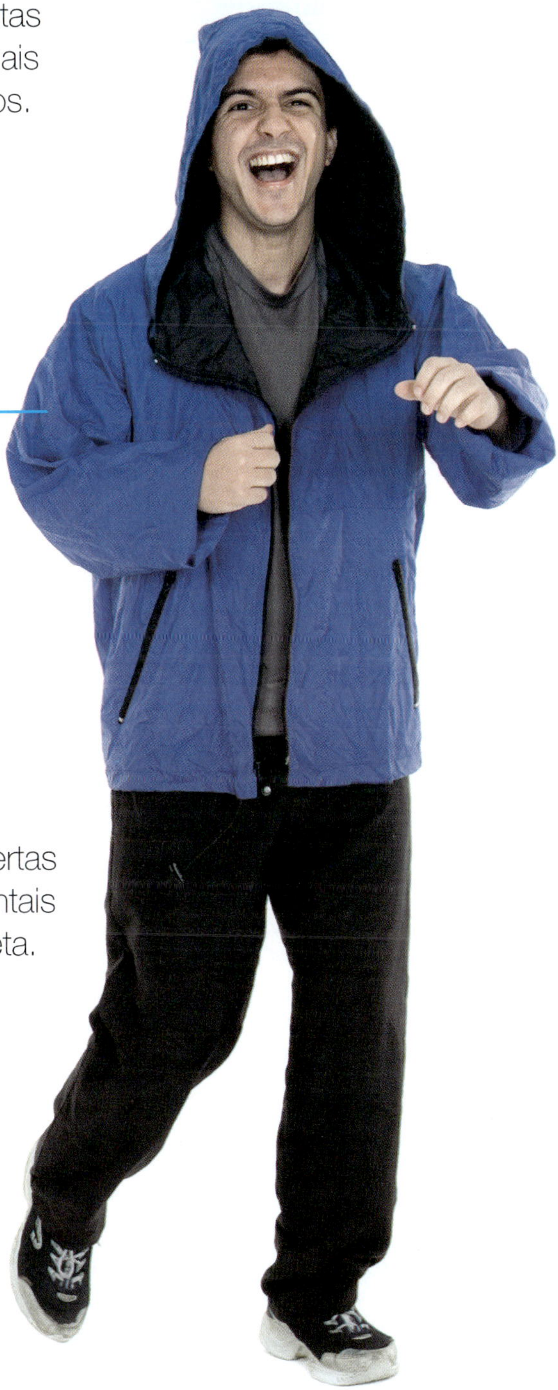

Casacos, blazers e jaquetas usadas abertas formam linhas horizontais que alongam a silhueta.

Felix

35 anos | 1,72 m

Felix é médico e advogado e trabalha na área pública da saúde. Tem origens francesa e maranhense, e isso teve muita influência no seu estilo eclético de ser. Seu hobby predileto é cozinhar, e sempre que pode chama seus amigos para degustações. Felix tem estatura mediana, é magro e suas pernas são grossas em relação ao seu tronco.
O look ao lado é esportivo, pois é composto por peças que têm elementos bastante informais. Apesar de a camisa e a calça terem padronagem xadrez, elas não entram em conflito e mantêm o visual clean.
O xadrez da camisa é de tamanho grande e em cores mais vivas e aumenta a área visual de seu tronco, que é o objetivo dele ao se vestir.
A calça de corte afunilado evidencia a linha de seus quadris, dá uma sensação de continuidade ao tronco e mantém o equilíbrio da silhueta. Seu tecido é fluido, ela tem caimento solto nas pernas e disfarça suas coxas grossas.
Os mocassins esportivos usados por Felix dão o acabamento perfeito ao look, pois têm a mesma linguagem informal da roupa.
Looks com tons próximos ou monocromáticos fazem a pessoa parecer mais alta, em virtude da sensação de continuidade que provocam. Por isso ele optou por peças e acessórios do mesmo tom.

Aonde ir com este look:
- *Baladas*
- *Bares mais descolados*
- *Reuniões em casa*
- *Confraternizações profissionais*

Quem tem o tronco estreito e coxas grossas deve criar volume na parte de cima do corpo para dar equilíbrio à silhueta.

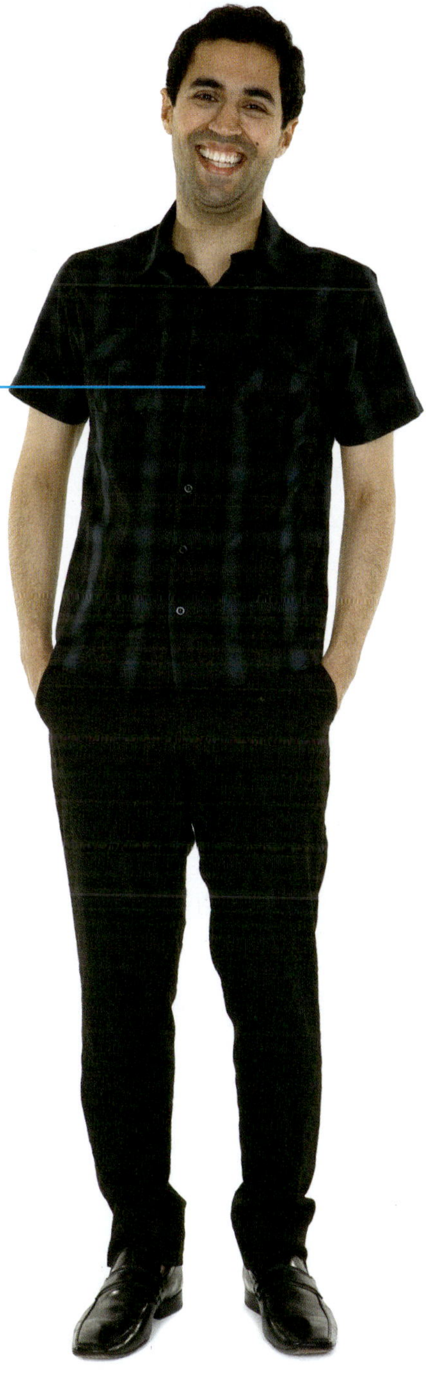

É muito mais fácil coordenar peças lisas com estampadas. Nada impede, no entanto, que ambas sejam estampadas. O importante é que elas tenham a mesma linguagem e sejam de cores que não conflitem entre si.

Aonde ir com este look:
- *Almoços*
- *Cinemas*
- *Confraternizações de trabalho*

Mesmo nos finais de semana, Felix gosta de manter seu visual elegante, porém mais descontraído. Com o look ao lado ele pode receber seus amigos em casa e depois propor a todos um cinema, sem precisar se trocar.

A camiseta polo sempre passa um ar mais arrumadinho do que uma camiseta de gola careca e facilita a circulação de Felix em vários ambientes informais.

Assim como o xadrez do look anterior, as listras horizontais de cores contrastantes também criam volume na região de seu tronco e o torna visualmente mais largo.

Sendo o Felix uma pessoa de perfil magro, ele pode variar bastante nos modelos de calça que usa. Ele só precisa ter em mente que as calças não devem evidenciar suas coxas grossas e têm de permitir que seu tronco fique mais largo em relação a elas. Essa calça em cor neutra e de corte reto faz exatamente isso.

O modelo da calça usada por ele recebe o nome de "calça chino". Ela é feita de algodão e é um coringa do guarda-roupa masculino informal. Ela pode ser coordenada com camisas "executive", esportivas e camisetas polo. Por ser uma peça esportiva com um toque de formalidade, ela não deve ser usada com camisetas de gola careca.

Esse look é formado por peças que têm bastante contraste entre si, desde a camiseta até os sapatos. Isso impede que Felix pareça mais alto, mas ele não liga. O importante é equilibrar sua silhueta.

Peças informais com um toque de formalidade compõem um guarda-roupa smart casual.

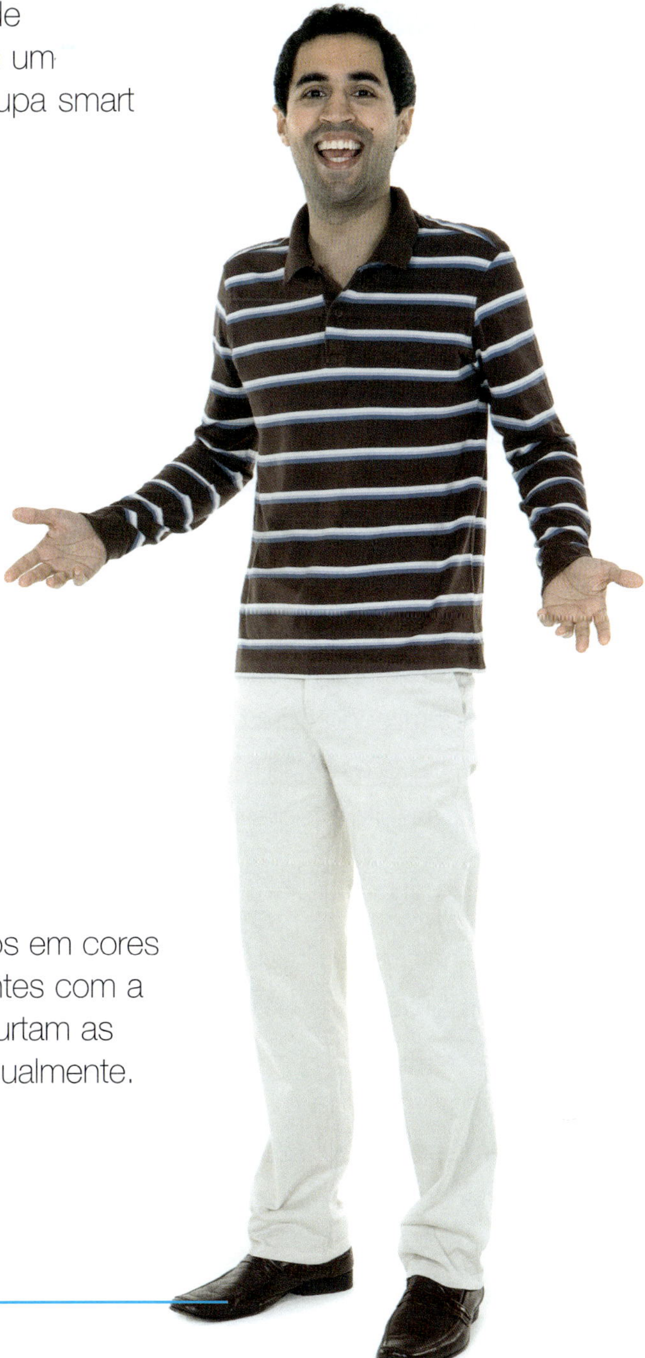

Os sapatos em cores contrastantes com a calça encurtam as pernas visualmente.

Aonde ir com este look:
- *Baladas*
- *Jantares mais informais*
- *Bares descolados*

Balada é a palavra da vez! Por ser eclético, Felix gosta de frequentar lugares que toquem desde música eletrônica a forró. Hoje ele vai sair com seus amigos para conhecer um lugar novo onde tocam músicas dos anos 80.

Seu perfil mediano pede camisas e camisetas mais curtas – na altura do osso da bacia – para que sua silhueta pareça ser mais longilínea.

Para manter a elegância ao usar camisetas de gola careca, Felix tem em mente que elas não podem ser as mesmas que ele usa para dormir, praticar esportes ou ficar em casa. Elas devem ser mais estilizadas!

A jaqueta curta e em tom mais claro favorece o equilíbrio da imagem de Felix, pois, além de manter suas pernas alongadas, aumenta a área visual do tronco, fazendo com que ele pareça mais largo.

Pessoas de estatura baixa e média não devem usar casacos, blazers e jaquetas que ultrapassem a região dos quadris. Os modelos mais curtos ficam mais proporcionais para esses perfis, pois não encurtam as pernas visualmente.

A calça jeans reta e na cor escura disfarça as coxas grossas do Felix. Ao comprá-las ele mandou fazer a barra para que não empapasse na frente nem arrastasse atrás.

Um mocassim esportivo ficaria muito formal para o look, já que ele está com uma camiseta de gola careca. Sendo assim, ele optou por um par de tênis de camurça estilizado na cor escura. Dessa forma ele fica confortável e elegante.

Peças em cores mais claras aumentam a área visual da região e fazem com que ela pareça maior.

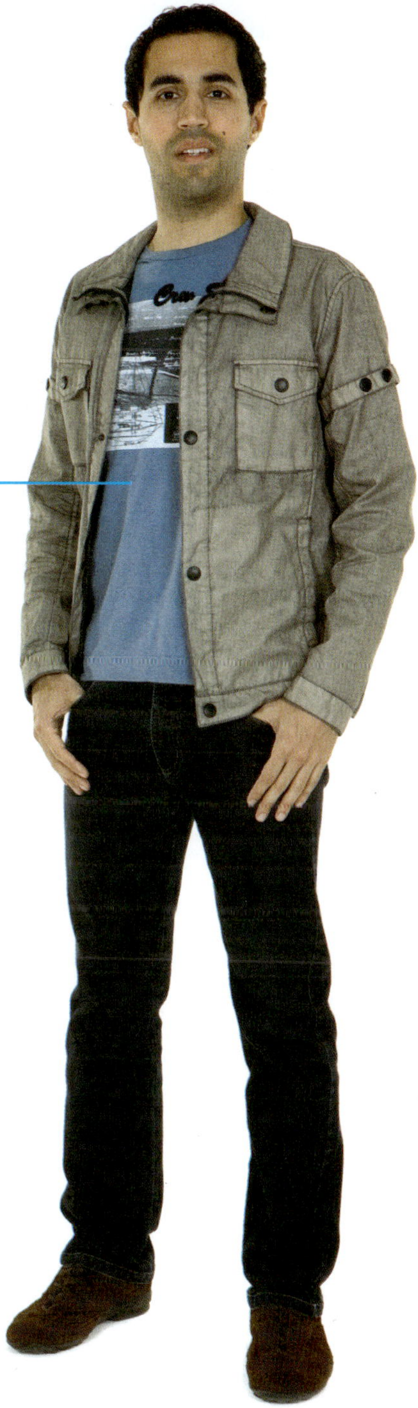

Mesmo quando sair para dançar, opte por tênis que não sejam os usados para a prática de esportes. O visual, com certeza, ficará mais elegante e harmonizado.

Aonde ir com este look:
- *Trabalhos*
- *Cultos religiosos*
- *Confraternizações de trabalho*
- *Batizados*

Apesar de ser médico e trabalhar na área pública de saúde, Felix não precisa usar branco todos os dias, pois ocupa um cargo administrativo. As peças que fazem parte do seu "look trabalho" são mais formais em razão da função desempenhada por ele.

O guarda-roupa informal deve ter pelo menos uma calça cinza de tom médio, pois é um tom que permite a coordenação de várias cores de camisas e acessórios.

Com camisas em tons de rosa e lilás os acessórios devem ser marrom-café. Já, se ele preferir vestir camisas brancas ou em tons de azul, os cintos e sapatos devem ser pretos.

Na hora de escolher meias sociais, pode surgir uma questão muito comum quanto ao tom correto delas: devem combinar com a calça, com a gravata, com a camisa ou com os sapatos? Na dúvida, opte por meias que acompanhem o tom dos sapatos.

Para aumentar os ombros e equilibrá-los com os quadris, use:

- peças que mantenham o foco na região dos ombros;
- camisetas, camisas, casacos e blazers de cores claras com calças e bermudas escuras;
- golas e lapelas que apontem para cima (gola polo);
- camisas e camisetas com detalhes horizontais;
- calças levemente afuniladas.

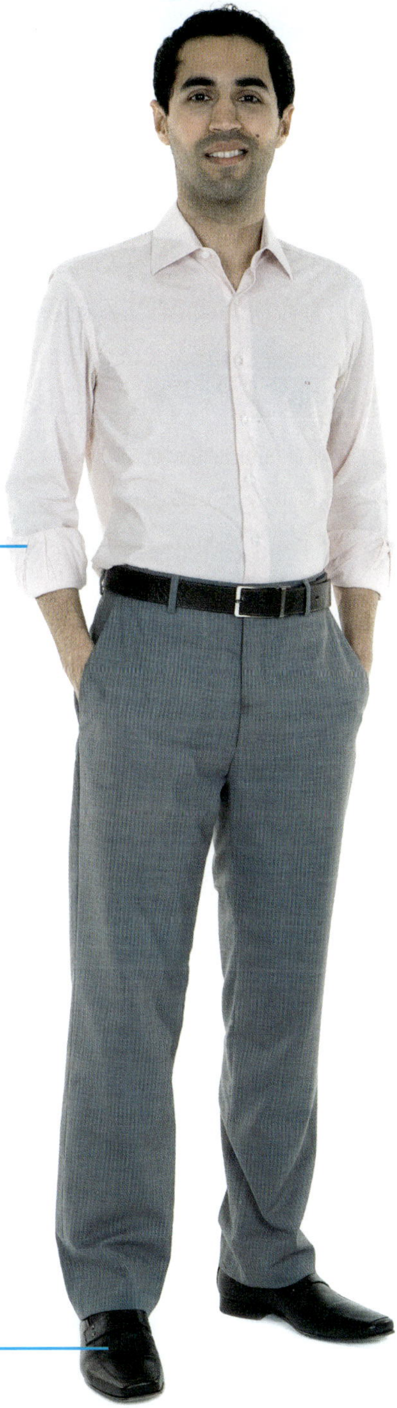

Você pode dobrar as mangas das camisas mesmo em looks formais. Mas lembre-se: no máximo duas vezes.

Os homens devem sempre combinar o cinto com os sapatos em looks mais formais.

Juliana

34 anos | 1,52 m

Juliana é recém-casada com Sérgio, um tenor que ela conheceu numa casa de forró. Ela é administradora de empresas e advogada. Trabalha em um escritório de porte médio na área de direito tributário. Seu perfil é baixo, ela tem bastante seio e o corpo retilíneo. As palavras-chave para ela são alongar e acinturar.

Por ser pequena, ela deve escolher peças que não lhe agreguem muita informação. Para estar sempre elegante, todos as estampas e acessórios que ela usar devem ser de tamanho pequeno.

Para ir à sinagoga com seu marido, Juliana deve sempre vestir-se de maneira mais formal, cobrir seus ombros, colo e joelhos.

Ela deve sempre optar por peças que disfarcem sua cintura estreita, como blusas soltinhas na cintura e ajustadas nos quadris, camisas, casacos, jaquetas e blazers em linha A, vestidos retos e soltinhos, de modelagem acinturada, de tipo coluna, entre outros.

A carteira dela é pequena e estruturada, pois precisa ter a mesma linguagem do vestido. A regra é: quanto mais estruturada e menor a bolsa, mais formal ela é.

Sandálias sem tiras no tornozelo são mais aconselháveis para mulheres com pouca estatura, pois não criam linhas horizontais na perna e, assim, passam a sensação de um corpo mais longilíneo.

Aonde ir com este look:

- *Cultos religiosos*
- *Batizados*
- *Casamentos durante o dia*

As mulheres com pouca estatura devem evitar saias e vestidos de comprimento longuete (no meio das canelas), que achatam a silhueta.

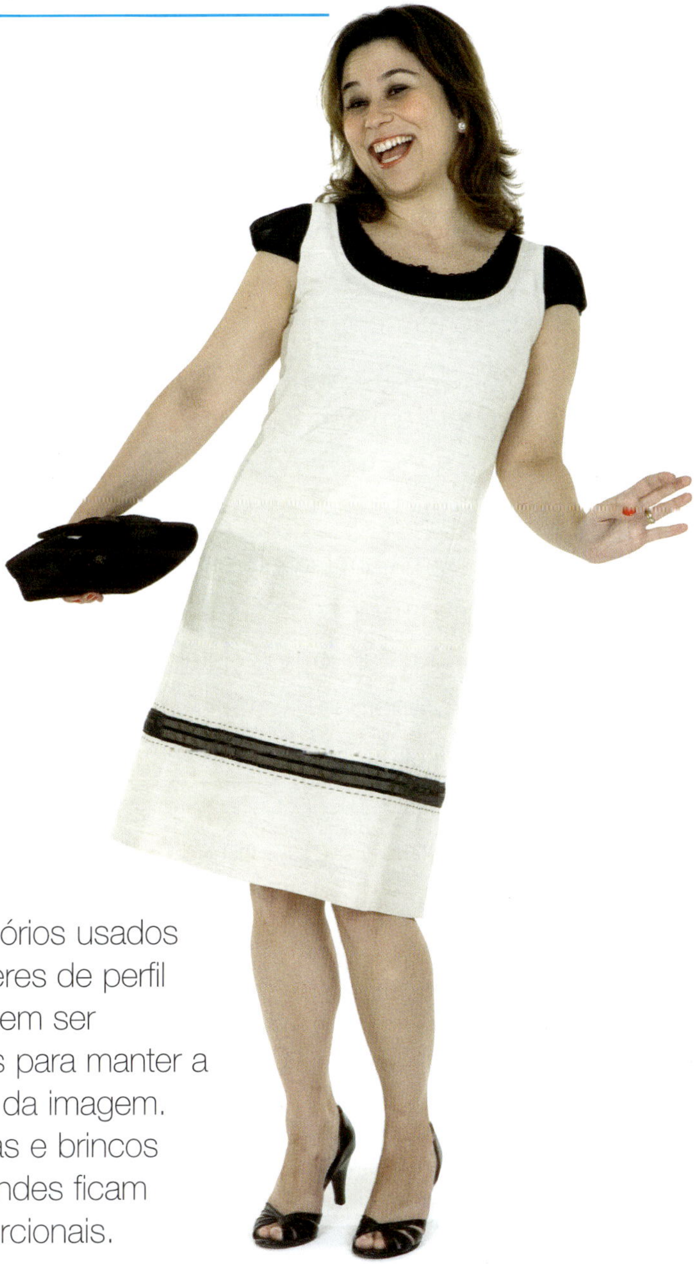

Os acessórios usados por mulheres de perfil baixo devem ser pequenos para manter a harmonia da imagem. Maxibolsas e brincos muito grandes ficam desproporcionais.

Aonde ir com este look:
- *Trabalho*
- *Confraternizações profissionais*
- *Eventos corporativos*

Juliana trabalha em um escritório de porte médio, onde o dress code adotado é formal, porém flexível, o que dispensa o uso diário de terninhos ou tailleurs. No entanto, ela precisa manter a sobriedade condizente com sua profissão de advogada.

Este look é monocromático e, portanto, perfeito para ela, pois passa a impressão de ser uma pessoa mais alta.

Ela usa uma calça reta em cor neutra, fácil de ser coordenada com outras peças, o que a torna um coringa em seu guarda-roupa. Esse modelo de calça alonga a silhueta.

O tricô de gola polo forma um decote em V que alonga sua silhueta e suaviza o volume criado por seus seios. Na hora de comprar essa peça, ela observou o tamanho dos detalhes da estampa, que são miúdos e mantêm a proporção com seu perfil.

Juliana poderia substituir a camiseta polo por uma camisa, desde que ela não fosse de cor muito contrastante. Um tom muito claro criaria uma linha horizontal no meio de sua silhueta, o que faria com que ela parecesse mais baixa.

Os tops usados por Juliana devem ser mais curtos para que ela passe a impressão de ter bastante perna! Por causa de seu corpo retilíneo, tops e vestidos acinturados são opções melhores.

Para trabalhar, prefira bolsas de tamanho médio e mais estruturadas.

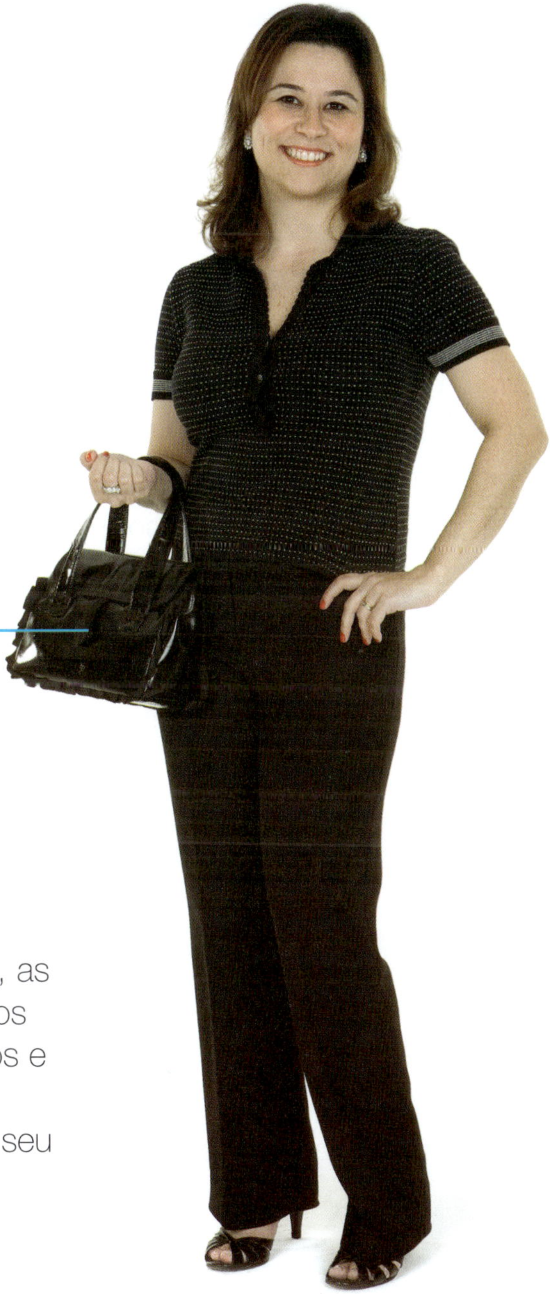

Para trabalhar em ambientes formais, as roupas e acessórios devem ser contidos e não chamar mais atenção do que o seu trabalho.

Aonde ir com este look:
- *Churrascos*
- *Bares na praia*
- *Restaurantes rústicos*
- *Passeios ao ar livre*

Juliana adora passear com seu marido nos finais de semana. Seu local preferido é a Praça Benedito Calixto, em São Paulo. Lá ela aprecia uma boa feijoada e depois aproveita para dar uma volta pelas barracas da feirinha de antiguidades.

O vestido tem alças largas, ideais para quem tem bastante seio, pois permitem o uso de sutiã. Somente mulheres com pouco volume na região podem se dar ao luxo de usar tops de alças finas.

O corte império, aliado ao tecido fluido do vestido, é adequado para mulheres que tem o corpo retilíneo, pois é ajustado na parte dos seios e depois cai solto na silhueta. Dessa forma, disfarça a ausência de cintura da Juliana.

Este modelo de vestido pode ser usado inclusive por grávidas, por quem tem barriga, quadris muito largos, ou por quem queira disfarçar características indesejadas.

As estampas são pequenas e proporcionais ao seu tamanho. Ela está proibida de usar estampas arredondadas, pois farão com que ela pareça ainda menor.

A sandália plataforma sem tira no tornozelo é outro detalhe que ajuda a alongá-la.

Os acessórios que completam o look também são delicados e pequenos, seguindo o perfil da Juliana. Uma pulseira mais grossa pesaria demais no look e tiraria a harmonia criada.

Os decotes em V para quem tem bastante seio devem ser sempre mais abertos e menos profundos.

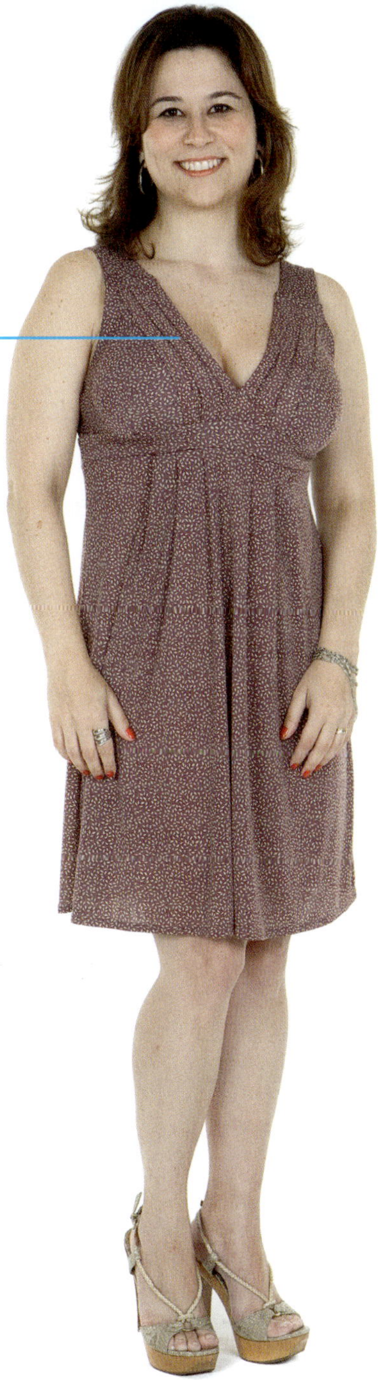

Para poder usar sandálias mais pesadas e manter a imagem harmoniosa, as mulheres de perfil baixo devem optar por cores mais claras como as da foto.

Aonde ir com este look:
- *Festas sociais*
- *Casamentos modernos*
- *Clubs*

Juliana gosta de acompanhar seu marido no trabalho – óperas, casamentos e bar mitzvahs. Nessas ocasiões ela precisa de looks mais festivos.

O vestido inteiro de paetês, por si só, já passa bastante informação e, por isso, os complementos usados devem ser mais contidos.

O casaco é liso e não briga com o vestido. Usado dessa forma – aberto – ele cria duas linhas verticais em sua silhueta que fazem com que ela pareça mais longilínea.

As sandálias de Juliana são extremamente versáteis e constituem um coringa no seu guarda-roupa. Prova disso foi o seu uso em outros dois looks para situações diferentes, mostrados nas páginas anteriores.

Para suavizar o tamanho dos seios:

- use linhas verticais como decotes em V, blazers e casacos abertos;
- use blusas mais soltas de tecidos leves;
- evite golas muito altas que cubram o busto;
- evite mangas que terminem na altura do busto;
- evite volume na altura do busto como texturas, estampas, pregas e bolsos;
- evite boleros, spencers, blazers e coletes muito curtos;
- evite calças, saias e vestidos de cintura alta;
- evite cintos largos.

Na hora de colocar maquiagem, você deve ressaltar os olhos ou a boca; nunca os dois ao mesmo tempo, sob o risco de ficar com o visual muito carregado.

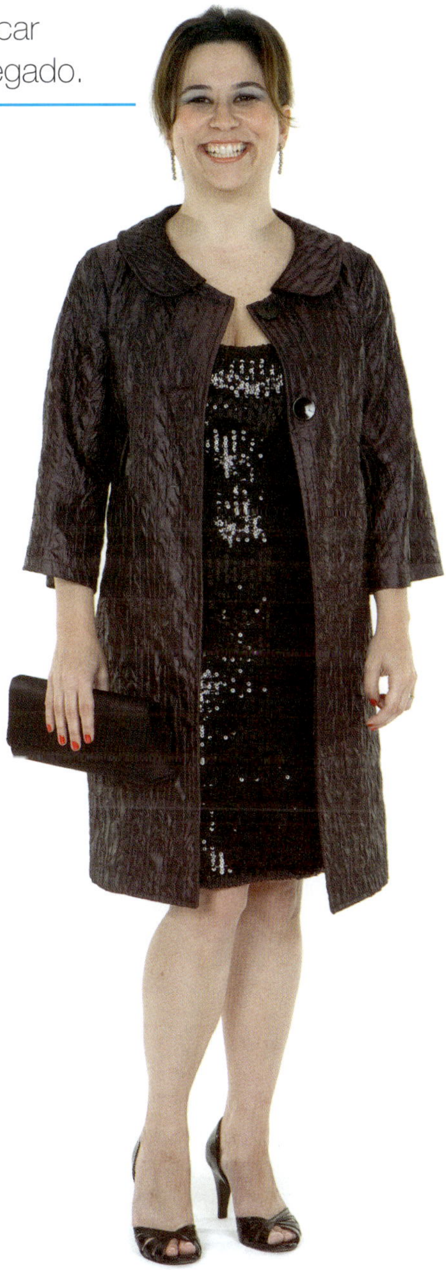

Lucia

44 anos | 1,80 m

Jornalista, blogueira e empresária, Lucia exerce suas funções no seu home office. Além disso, ela participa de muitas reuniões com clientes e vai a eventos de diversas áreas. Por sua profissão, seus looks podem ser mais informais, mas não menos impecáveis.

A Lucia não tem curvas muito acentuadas, é alta, magra e tem pernas finas, que se disfarçadas dão uma harmonia maior ao seu corpo.

Ela pode abusar bastante dos contrastes de cores e estampas, sem precisar se preocupar muito com o efeito provocado. O único cuidado é não exagerar, pois ela já chama atenção naturalmente pela altura.

Ela está com uma calça de lã de modelo reto e amplo com estampa xadrez, de tamanho médio com fundo claro, ideal para disfarçar suas pernas finas.

Ela deve evitar usar estampas pequenas, que ficarão desproporcionais ao seu perfil. As estampas e acessórios dela devem ser de médios a grandes.

A gola alta é ideal para ela, pois dá um pouco mais de volume ao seu busto. É o caso oposto ao da Juliana (página 32), que tem sempre que manter o colo aberto para alongar e disfarçar o volume dos seios.

A Lucia optou por um tênis amarelo mais estilizado para dar uma quebrada no visual. O chapéu e o cachecol são lisos, para evitar um excesso de informações no look.

Aonde ir com este look:

- *Ambientes informais de trabalho*
- *Eventos diurnos (mais descontraídos)*
- *Cinema*

Quando usar gola alta, os brincos devem ser pequenos para evitar um excesso de informação.

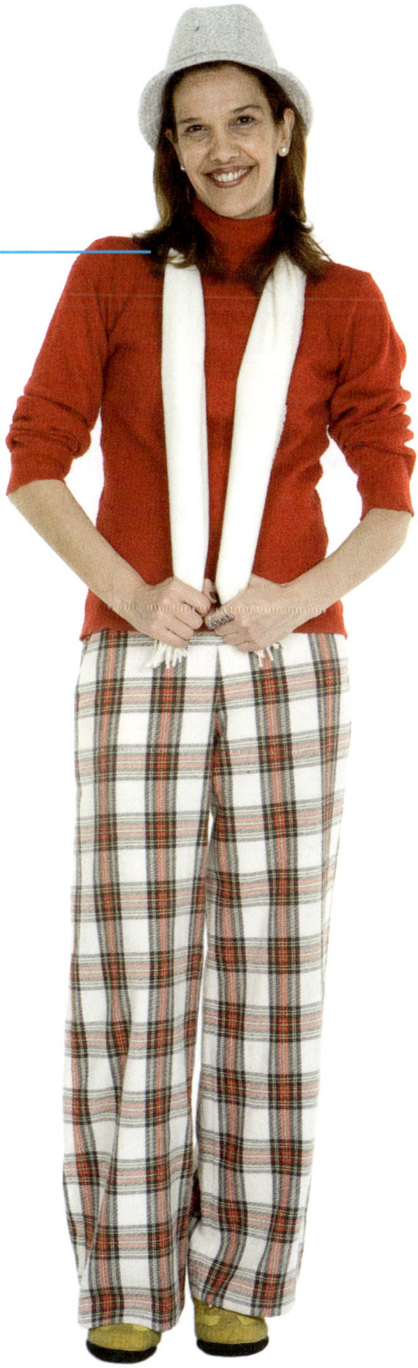

A personagem poderia escolher uma bota café, para substituir o par de tênis.

Aonde ir com este look:
- *Casamento (dia)*
- *Almoço de negócios*
- *Coquetéis*
- *Batizados*

Lucia costuma encontrar seus clientes na hora do almoço, e para passar credibilidade opta por vestir-se de maneira mais formal.

Este look se encaixa muito bem no perfil da Lucia. Ela abusa do contraste das cores das peças e cria uma linha horizontal no meio de sua silhueta. O conjunto é formado por uma saia de tecido fluido, uma regata e uma blusa de tricô leve por cima.

A saia e a regata juntas parecem ser um vestido básico preto, que permite várias combinações e coordenações com camisas, lenços, casacos e blazers. O vestido preto, ou em qualquer outra cor neutra, é uma peça essencial no guarda-roupa de qualquer mulher.

Como a Lucia tem pernas finas, saias muito curtas não são aconselháveis. Essa está em uma altura adequada e torna seu visual mais harmonioso.

A peça de tricô é em um azul bem vivo e deve ser usada com cores neutras e lisas para não criar excesso de informação. Seu colo é bastante magro e o colar mais delicado criou uma linha que disfarçou isso.

O brinco de pingentes é perfeito, pois dá um brilho próximo à região do rosto e não briga com o colar, que é fino e leve. Ambos os acessórios têm a linguagem do casaco.

Para acompanhar seu look, a bolsa deve ser mais estruturada e em tamanho médio.

Neste look, a intenção dos acessórios médios é manter o tom mais formal. O perfil físico dela se encaixa melhor com peças médias a grandes.

Pessoas magras como a Lucia não precisam se preocupar com o contraste de cores de suas peças, com medo de parecerem mais baixas.

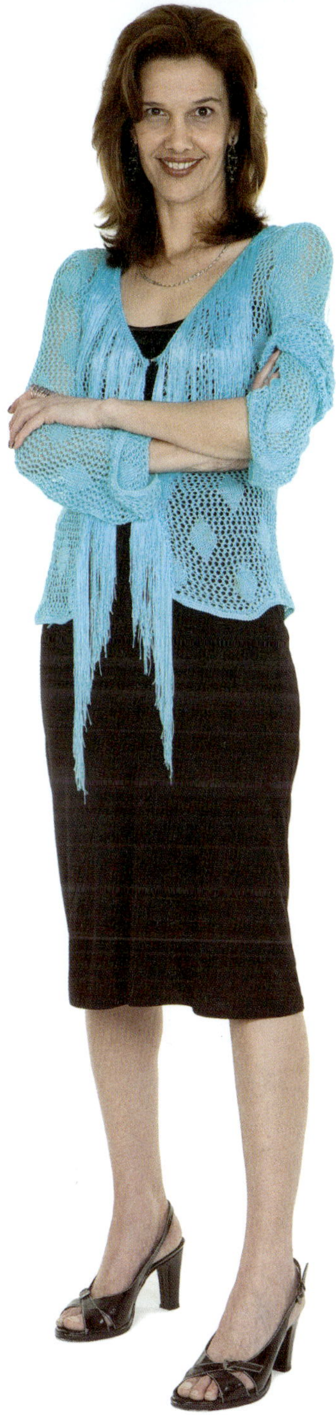

Em caso de um dia mais frio, uma boa opção seria usar uma meia-calça preta com um escarpin ou um chanel, ambos na cor preta.

Aonde ir com este look:

- *Coquetéis*
- *Baladas*
- *Festas*
- *Casamentos*

Com este visual, Lucia está preparadíssima para uma balada ou qualquer evento chique que tenha como dress code o social.

Por ela ter pouco seio, o top mais fechado dá mais volume à região. Pessoas como ela podem se dar ao luxo de usar blusas de alças finas, sem precisar usar sutiã.

Esse terninho preto é muito versátil e, assim como o vestido preto mencionado no look anterior, permite diversas combinações, inclusive para trabalhar (substituindo o top por uma camisa branca, por exemplo).

Pelo menos um terninho de cor neutra toda mulher precisa ter no guarda-roupa.

A calça que ela usa é reta, de tecido mais fluido, o que ajuda a equilibrar seu visual, pois disfarça suas pernas finas.

Assim como a Juliana (página 38), Lucia está com uma peça que tem bastante brilho e, por si só, tem muita informação. Em razão disso ela não precisa de muitos acessórios para complementar o look. Só o par de brincos já é suficiente.

Outro detalhe importante é que um sapato fechado neste look pesaria demais. O ideal é o peep toe ou uma sandália de salto alto.

O perfil da Lucia – alto e magro – permite que ela use blusas de variados comprimentos, o que já não pode ser feito pela Juliana (página 32), que é mais baixa e tem de usar blusas mais curtas para alongar sua silhueta.

Para uma ocasião mais formal, a personagem pode trocar a blusa por uma camisa branca e manter um look social elegante.

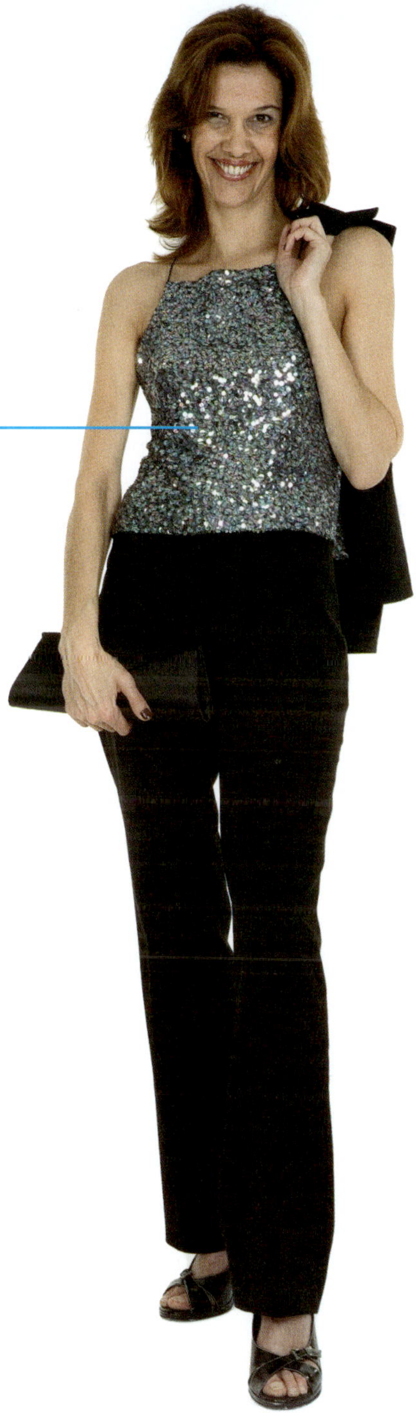

Contenha-se nos acessórios.

Aonde ir com este look:
- *Compras*
- *Almoço com amigos*
- *Cinema*

Como material para seus blogs, Lucia, nos finais de semana, costuma sentar num café para observar tendências de moda e comportamento. Este look é ideal para isso!

O vestido de tecido mais leve, perfeito para ser usado na meia-estação, é todo estampado. Para manter o visual clean, Lucia optou por um casaco liso e os demais acessórios neutros.

O casaco de cor clara que termina abaixo dos joelhos encurta a silhueta da Lucia, pois cria uma linha horizontal em contraste com a bota. Um detalhe muito importante que foi observado ao montar o look foi o tamanho do casaco, que deve ser sempre mais comprido que o vestido ou saia.

A flor colocada no casaco é um broche que torna o look mais interessante. Por estar próximo ao rosto, já acrescenta outro elemento à região, e por isso os demais acessórios devem ser mais discretos. As argolas finas e médias e a corrente mais leve proporcionam o equilíbrio perfeito.

Os colares escolhidos pelas mulheres ao compor seus looks devem sempre acompanhar os decotes dos vestidos e tops. Este decote redondo pede que o colar acompanhe sua forma.

Uma corrente comprida deve ser usada com decotes carecas ou golas altas. Os decotes em V pedem colares mais longos que não terminem antes da altura do decote.

Portanto, um colar mais comprido não ficaria elegante, pois além de brigar com as estampas do vestido, não acompanharia o decote da peça.

Apesar da estampa, do broche e do mix de cores, o look ficou equilibrado. Qualquer informação extra deixaria o visual exagerado e carregado.

A linha horizontal criada em função do contraste entre a bota e o casaco ajuda a diminuir visualmente a altura.

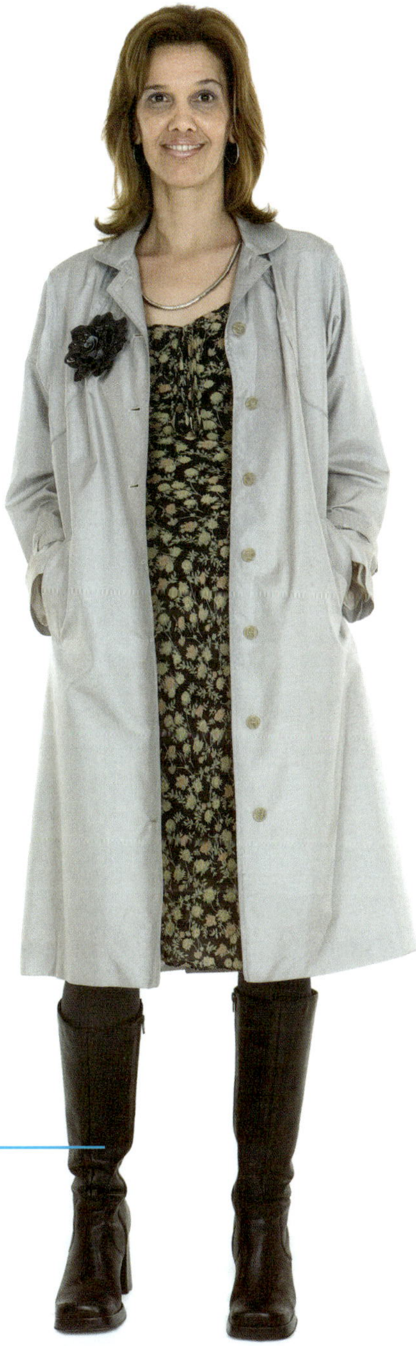

Em vez de botas, ela também poderia ter colocado sapatos mais fechados.

Paulo

34 anos | 1,80 m

Paulo exerce várias atividades: é contador, perito judicial e professor universitário. Apesar de frequentar diversos ambientes, são todos mais formais. Por isso ele está sempre mais descontraído nas horas de lazer. Paulo tem uma diferença de proporções entre seu tronco e suas pernas, e ao comprar peças e compor looks ele deve pensar em como tornar sua silhueta mais harmoniosa.

A camisa mais comprida com linhas verticais usada por fora da calça alonga seu tronco. As listras mais largas da camisa fazem com que ela tenha uma linguagem mais informal e, por isso, não pode ser usada com ternos, costumes ou calças sociais.

A calça jeans é reta e, por isso, disfarça suas pernas finas e longas. A cor clara da calça dá a ela um aspecto informal e tem mais a ver com situações diurnas. Os acessórios devem acompanhar essa linguagem e ser mais leves.

Tendo em vista isso, a escolha do tênis de couro estilizado está muito adequada. Nada impede que ele coloque um par de sapatos, desde que informais.

Os sapatos em cor diferente da calça são excelentes para quem tem pernas longas, pois criam um contraste e diminuem visualmente as pernas.

Apesar de ser um look mais esportivo, Paulo não pode substituir este tênis estilizado por um específico para a prática de esportes, como o usado por Christian na pág 9.

Aonde ir com este look:

- *Churrascos*
- *Bares mais informais*
- *Almoços com amigos*
- *Confraternizações profissionais*

As listras e o formato da camisa alongam o tronco e disfarçam o comprimento maior das pernas.

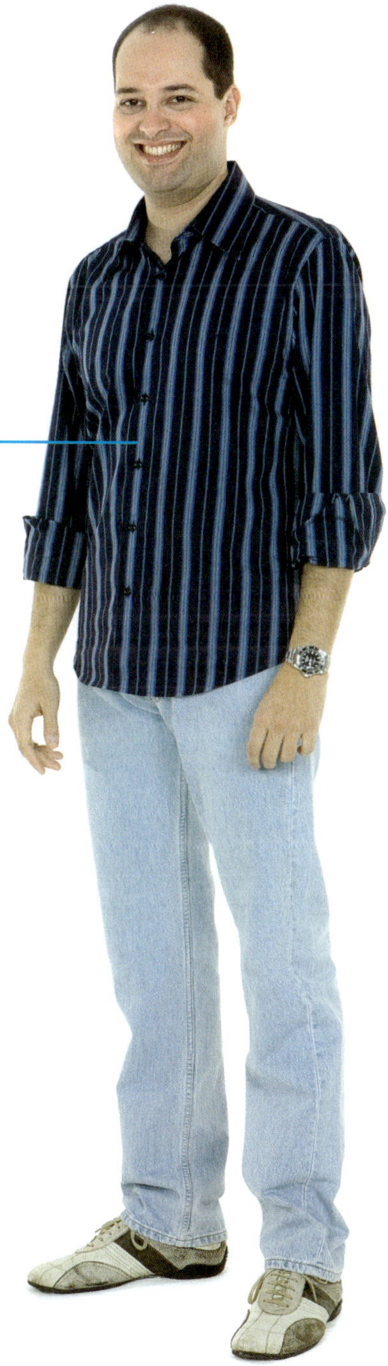

Duas dobras nas mangas são suficientes. Nada de querer mostrar seu muque quando colocar camisas!

Aonde ir com este look:

- *Passeio*
- *Balada mais informal*
- *Ficar em casa*
- *Cinema*

Paulo adora passar os finais de semana com sua namorada. Mesmo em casa, ele deve manter seu visual impecável, para não perder o encanto. Neste look há um alto contraste de cores entre a blusa, a calça e os sapatos, o que contribui para encurtar suas pernas e equilibrar sua silhueta. A malha usada por Paulo tem detalhes horizontais nas mangas, o que faz com que seus braços pareçam mais curtos. Se esses detalhes estivessem também na barra da blusa, criariam o efeito indesejado de um tronco ainda mais curto.

Por causa dessa sua característica, ele deve evitar cintos contrastantes com as calças e usar camisas, camisetas e malhas por dentro das calças.

O zíper e a gola em V da blusa ajudam a alongar seu tronco. Se ele tivesse optado por uma peça de gola careca, a região ficaria muito fechada e evidenciaria a desproporção.

Se Paulo fosse mais baixo, seria interessante ele estar com uma calça mais escura, para diminuir o contraste entre as peças e alongá-lo visualmente.

A diferença de cor nos sapatos em relação à calça é fundamental para encurtar suas pernas e equilibrá-las em relação ao tronco.

Usar golas em V ajuda a alongar o tronco. Uma ótima pedida para quem tem o tronco mais curto do que as pernas.

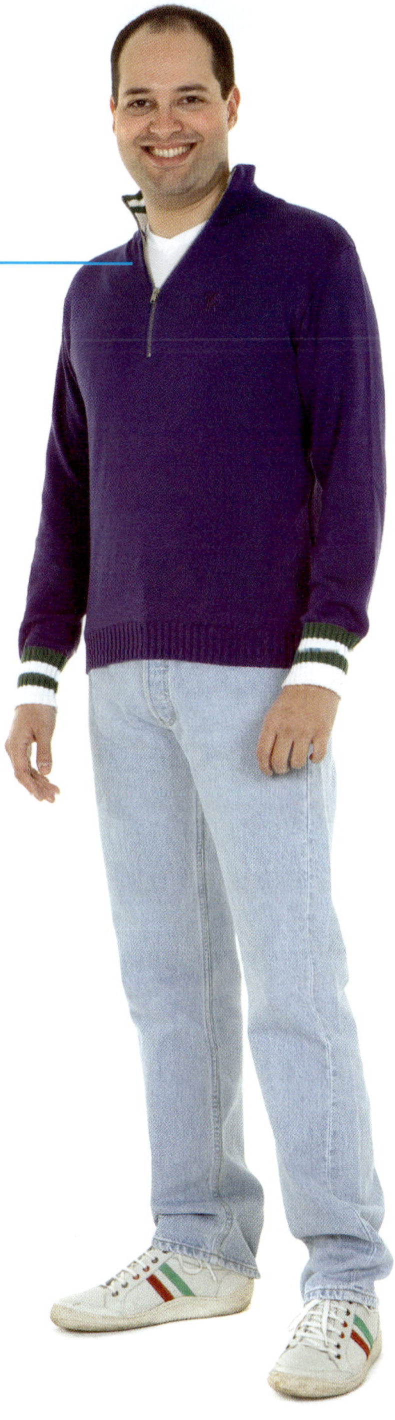

Nunca coloque a malha diretamente no corpo. Procure sempre vestir uma camiseta underwear, como a de Paulo.

Aonde ir com este look:

- *Churrasco*
- *Praia*
- *Clube*

Este é um visual totalmente casual. Com ele, Paulo está pronto para um bom churrasco com seus amigos!

Mais uma vez foi feita a opção por uma camiseta um pouco mais comprida, para criar o efeito de um tronco mais longo. Ela é mais clara do que a bermuda e isso também cria a ilusão de uma área maior.

Além disso, estampas na parte de cima das peças passam a sensação de altura maior, ao passo que estampas na parte de baixo "encurtam" a peça.

As bermudas que Paulo usa devem ser sempre acima do joelho, pois ele tem pernas e canelas finas. Bermudas de comprimento abaixo dos joelhos destacariam muito essa característica.

Já outros, como Christian (Página 8) e Thadeu (Página 86), podem usar bermudas um pouco mais compridas, pois não têm canelas finas.

Além das canelas, os braços do Paulo também são finos e, por isso, é importante criar linhas horizontais ao longo deles. Mangas soltas e mais compridas disfarçam braços finos e compridos.

Pelo fato de ele estar de bermuda e tênis, a escolha da meia rasa é ideal. Qualquer outro comprimento está proibido!

Caso faça um dia mais frio, ele pode colocar um casaco de moletom, que deve cobrir a camiseta.

No caso de um churrasco ou mesmo estando na praia, um chinelo feito de couro pode substituir o tênis sem mudar muito o visual.

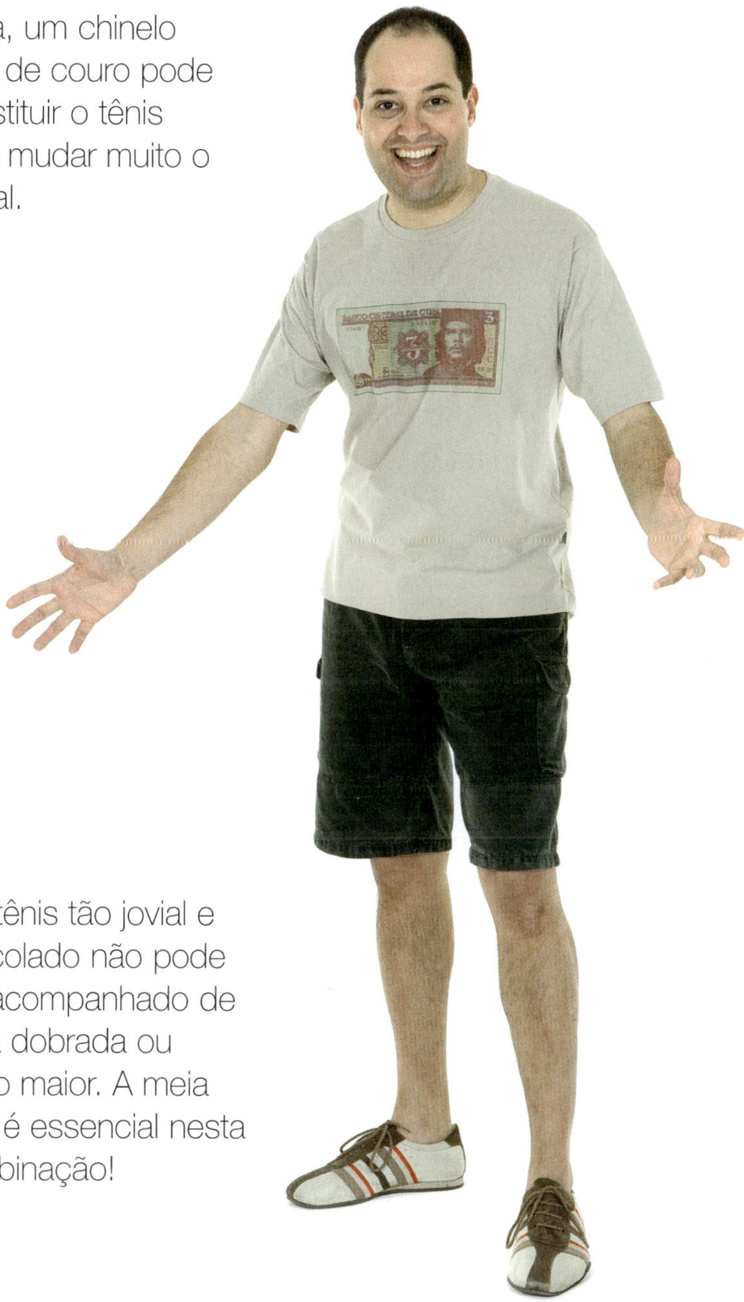

Um tênis tão jovial e descolado não pode ser acompanhado de meia dobrada ou muito maior. A meia rasa é essencial nesta combinação!

Aonde ir com este look:

- *Trabalho*
- *Escritório*
- *Almoço de negócios*

Este é o visual do dia a dia do Paulo. Ele precisa estar sempre impecavelmente formal. Ao contrário do que muitas pessoas podem achar, ele não está de terno, mas sim de costume. O nome "terno" vem da palavra "três", que se refere à quantidade de peças que o compõem: colete, paletó e calça.

O costume de Paulo é um risca de giz e contribui para alongar sua silhueta, em razão das listras verticais.

O paletó do costume que ele veste tem três botões, o que o torna clássico, podendo ser usado por qualquer perfil. Existem paletós de dois e outros de quatro botões. Os de dois dão um aspecto mais moderno e devem ser usados por pessoas mais magras. Os de quatro botões devem ser usados pelos mais altos.

Na dúvida, sempre opte pelo de três botões: não tem erro!

As listras de sua camisa rosa-clara são bem finas, o que faz com que ela seja perfeita para usar com ternos e costumes, pois é mais social.

Lembre-se: quanto mais grossas as listras, mais informal a camisa.

A gravata deve ter sempre um tom mais escuro do que o da camisa e terminar na altura da fivela do cinto, independentemente do perfil de quem a usa.

A calça é reta e clássica e acompanha o modelo do paletó. A barra deve terminar na altura do salto para não ficar empapada.

Os costumes/ternos devem ser de lã. Evite comprar os de tecidos sintéticos, como poliéster e microfibra, pois brilham muito e não deixam a pele respirar.

Homens mais baixos devem usar costumes com 3 botões. Usar 4 botões só para os mais altos. Não se esqueça de deixar sempre o último botão aberto quando fechar o paletó.

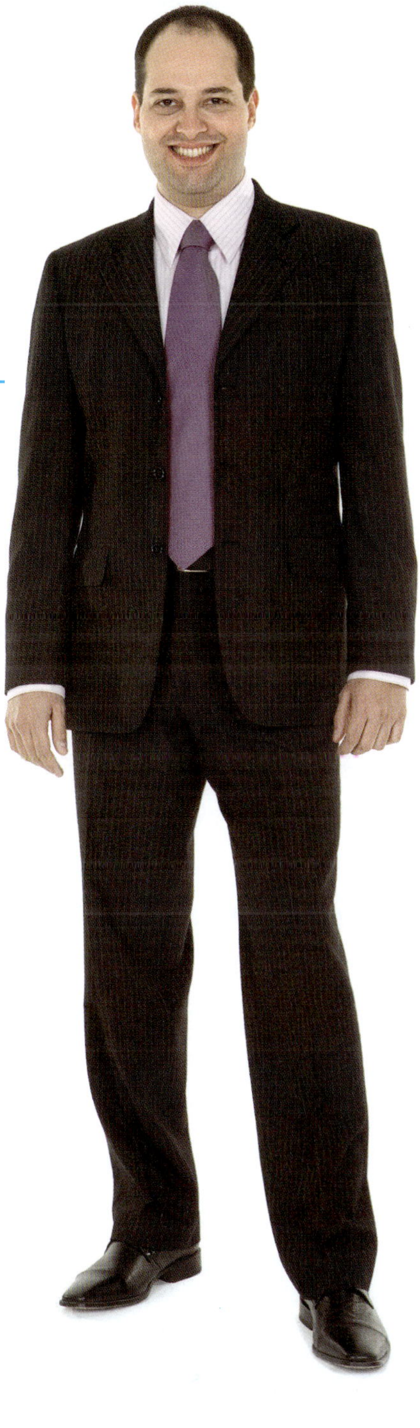

Os acessórios de looks formais devem ser sempre de couro liso nas cores preta e café e, caso tenham ferragens, devem ser prateadas e foscas.

Juliana

30 anos | 1,65 m

Juliana é carioca e tem um estilo mais arrojado. Ela, apesar de advogada, adora moda e procura manter seu visual sempre elegante. Seu estilo é o sexy e ela precisa estar sempre atenta para não abusar dos elementos que coordena e parecer vulgar.

Juliana é casada e está à espera de Rafael, seu primogênito. Seu perfil é baixo, ampulheta – cintura bem definida, barriga e bumbum salientes e bastante seio, em virtude da gravidez.

Alguns dos comentários e dicas dados à Juliana podem ser usados pelas mulheres que têm barriga e nádegas salientes e querem disfarçá-las.

A palavra mais importante para uma grávida deve ser conforto.

Para poder aproveitar ao máximo as roupas que comprar durante o período da gestação, é necessário ter muito critério para não jogar dinheiro fora. Por isso, peças em cores básicas e neutras de tecido fluido com stretch são excelentes opções, pois, além de permitir coordenações diversas, dão maior mobilidade à mulher.

Deixe os coloridos para os acessórios.

Devido ao calor que as gestantes sentem, é aconselhável que em dias mais frios elas usem peças em camadas, para que possam tirá-las à medida que sintam calor.

As roupas folgadas farão com que as grávidas pareçam maiores e com quilos a mais. Sendo assim, roupas na medida são fundamentais.

As dicas dadas para as grávidas podem ser seguidas por mulheres que tenham sobrepeso e/ou barriga.

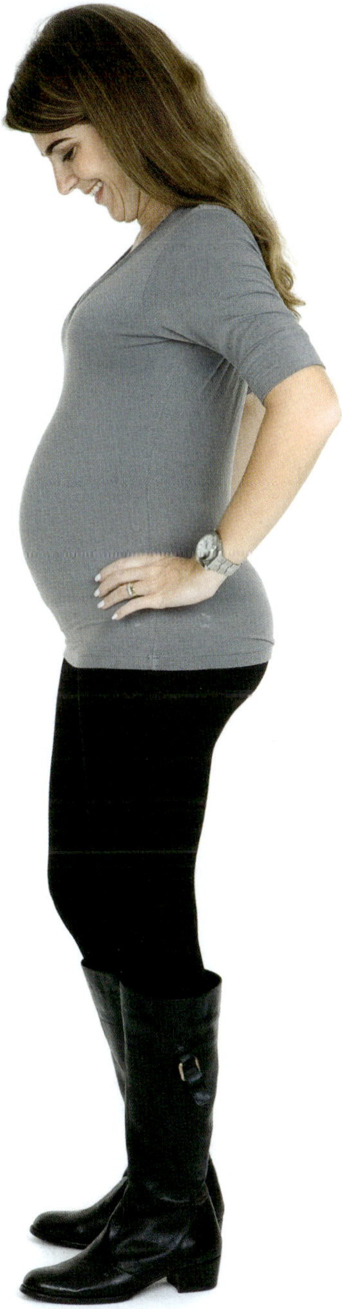

Aonde ir com este look:

- *Supermercado*
- *Compras no shopping*
- *Cabeleireiro*

Para fazer compras no supermercado ou ir ao salão de beleza, Juliana procura vestir-se de maneira bem informal, sem se descuidar da aparência.

As grávidas já passam bastante informação por conta dos volumes adquiridos em partes específicas de seu corpo. Por isso, é importante usar peças sempre neutras e de tecidos mais molengos, que cairão de forma mais fluida em seu corpo, sem evidenciar os acréscimos.

O corpo de Juliana tem sofrido mudanças em virtude de sua gravidez e ela precisa adaptar-se a elas. Aqui daremos foco às calças jeans e aos sapatos.

A calça jeans usada por ela é de modelo reto e tem um pouco de stretch para dar maior conforto e mobilidade. Na altura da barriga a calça, em vez do cós, tem uma faixa larga que pode ser ajustada à medida que a barriga crescer.

Outra opção de calça jeans para grávidas é o modelo masculino, que tem o corte maior e mais largo.

Os sapatos são outro ponto de muita atenção, já que, em virtude do peso de sua barriga, a grávida tende a apoiar o peso de seu corpo nos calcanhares. Dessa forma, o calcanhar um pouco mais baixo favorece uma postura mais natural.

Ao usar sapatos sem salto, como sapatilhas ou tênis, é interessante criar o "salto negativo". Para obtê-lo, compre palmilhas, corte a parte do calcanhar e descarte-a. Você usará apenas a parte da frente da palmilha e formará o salto negativo.

Deixar colo e punhos à mostra desvia a atenção da barriga.

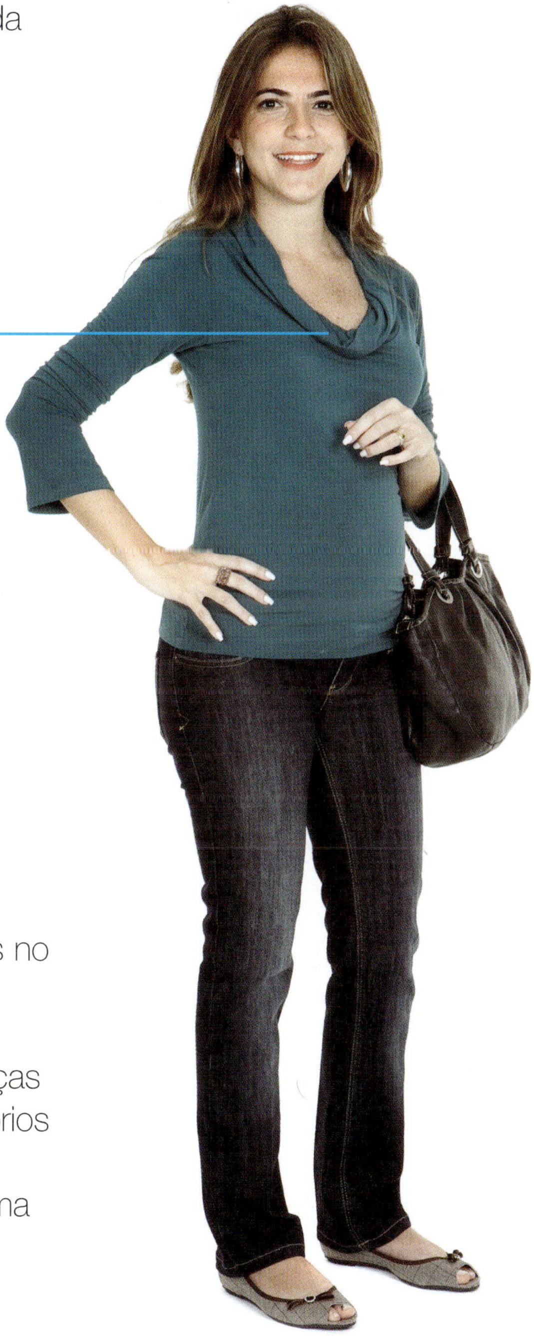

Com as mudanças no corpo da mulher, é importante fazer adaptações às peças de roupa e acessórios para sentir-se confortável e ter uma gravidez tranquila.

Aonde ir com este look:

- *Almoços de finais de semana*
- *Confraternizações de trabalho*
- *Brunch*
- *Passeios à tarde em shopping ou locais abertos*

Juliana costuma sair para tomar café da manhã nos finais de semana com seu marido em padarias e cafés chiques. Ela quer estar bonita, jovem e confortável.

Os looks monocromáticos são excelente opção para quem está com volume extra em alguma região do corpo, seja em razão de gravidez ou de sobrepeso.

Essa saia preta de tecido fluido na altura dos joelhos é uma peça coringa no guarda-roupa da Juliana, pois permite que ela a coordene com vários tops e acessórios. Ela poderá ser usada durante a gravidez toda por ser bem molenga. Usada com a blusa preta de lacinho, forma um look mais casual.

Juliana consegue usar essa saia para trabalhar se colocar uma camisa e/ou um blazer, sapatos mais formais e uma bolsa mais estruturada.

A blusa preta com o laço branco de pois (bolinhas) dá um charme à produção e dispensa o uso de colares e brincos muito grandes, pois já agrega informação à região próxima ao rosto.

O sapato peep toe também tem pois brancos e torna o visual ainda mais fofo e jovem. Seu salto é baixo para que Juliana fique confortável.

As bolsas que ela usa devem ser de tamanho médio e posicionadas longe de sua barriga, para não chamar ainda mais atenção para essa região.

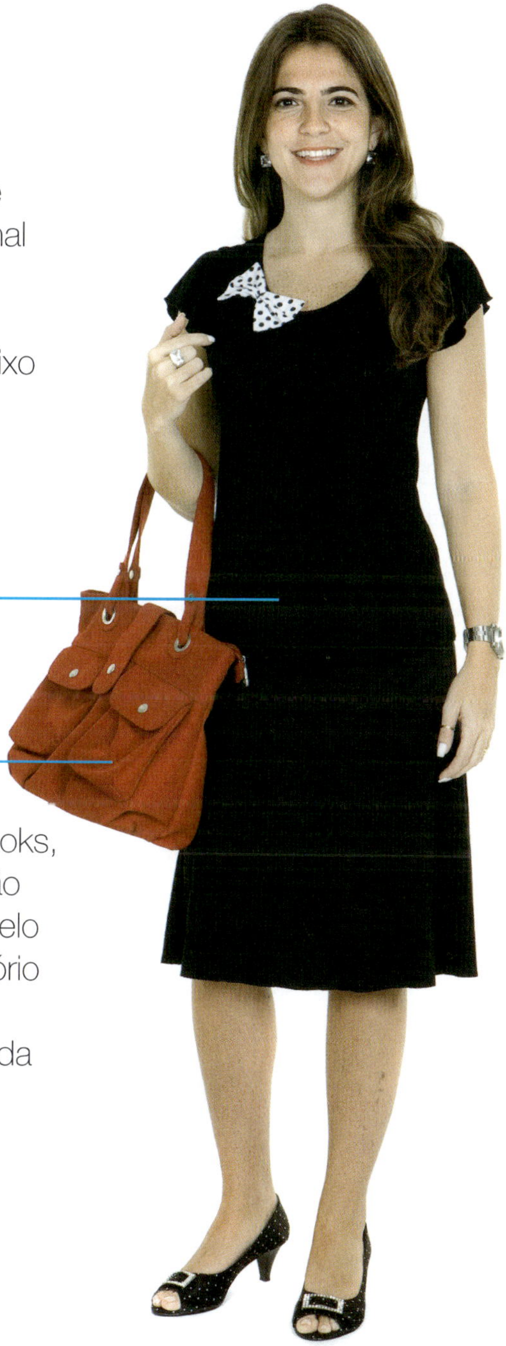

Quem tem volume na região abdominal deve usar tops, blazers e casacos que terminem abaixo dela.

Para quebrar a sobriedade dos looks, e desviar a atenção do corpo, tenha pelo menos um acessório em cor mais viva, como a bolsa usada por Juliana.

Aonde ir com este look:

- *Trabalho*
- *Confraternizações de trabalho*

Para trabalhar, Juliana se veste de maneira mais formal, mas não se esquece de sua idade nem de seu estilo mais descontraído e mistura tons que amenizam a sobriedade de seu visual.

O blazer preto que ela veste tem corte ideal, pois não tem lapelas em excesso, deixa os seios confortáveis, é acinturado e mais comprido. Usado aberto, ele cria duas linhas verticais ao longo de sua silhueta que diminuem a área visual da região.

A blusa de baixo é de tecido molenga e com decote em V, o que alonga a silhueta de Juliana. Seu comprimento também está adequado, pois termina abaixo da região abdominal.

A saia reta mais estruturada em cor neutra é um coringa no seu guarda-roupa de trabalho e passa a seriedade necessária a uma advogada.

Este é um look mais invernal e por isso a meia-calça é necessária. As opacas, além de transmitir um ar mais jovem, aquecem mais do que as finas e translúcidas.

Os sapatos de bico fino na cor preta aliados à meia-calça do mesmo tom fazem com que Juliana passe a imagem de ter pernas mais compridas e, consequentemente, pareça ser mais alta.

A bolsa de couro preta de alças e tamanho médio tem a mesma linguagem das roupas – formal. Carregada pelas alças, longe da barriga, a bolsa desvia a atenção da região abdominal.

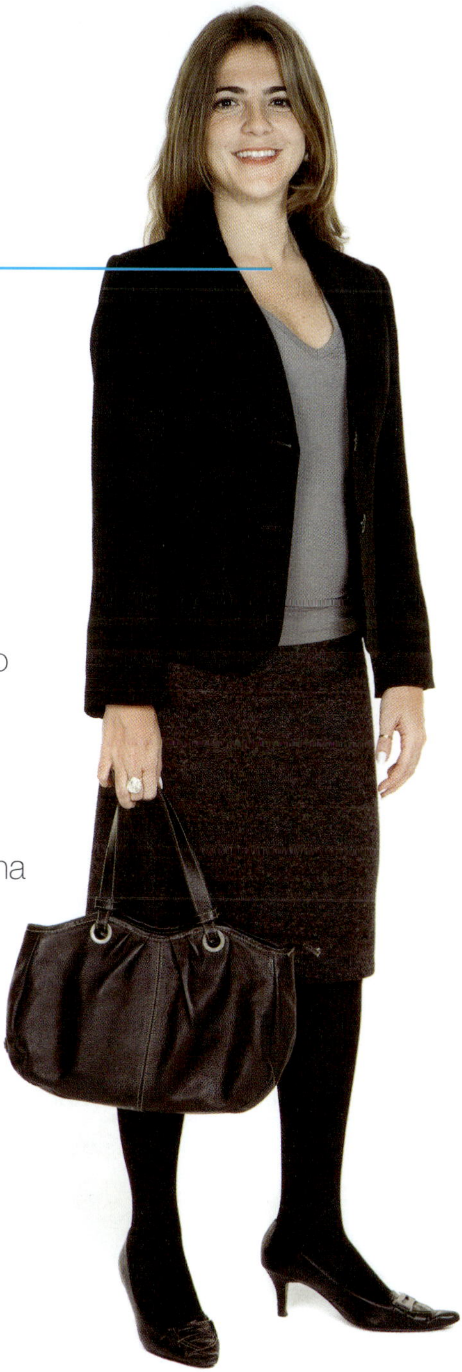

Grávidas devem evitar o uso excessivo de colares para não agregar mais informação à região do busto e da barriga. Caprichar nos brincos é opção melhor.

A profissão de Juliana exige cores sóbrias, mas o uso de diversos tons não compromete a seriedade do look nem a imagem de uma pessoa mais longilínea.

Aonde ir com este look:
- *Almoços com amigos no final de semana*
- *Café*
- *Cinema*
- *Cabeleireiro*
- *Compras*
- *Aniversários infantis*

Quando vai encontrar seus amigos para almoçar nos finais de semana Juliana quer estar bem à vontade. Geralmente a turma escolhe um restaurante mais casual para ir, já que a maioria trabalha com roupas formais durante a semana.

Faz parte do guarda-roupa básico de gestantes pelo menos uma legging preta de tecido mais grosso e sem costura lateral do começo ao fim. As peças usadas na parte de cima devem ser mais compridas e amplas para o look não ficar vulgar. Uma legging de outra cor mais clara também é importante ter.

A legging é uma peça originária das academias de ginástica e, por isso, é bastante esportiva. Ela deve ser usada com acessórios que tenham a mesma linguagem. Portanto, nada de escarpins, sandálias de salto alto, camisas sociais, blazers etc.

A legging pode ser sobreposta com vestidos e túnicas, shorts e saias mais curtos, mas nos pés é importante estar de sapatilhas ou botas no estilo montaria.

Como a blusa usada por Juliana é mais ampla, para dar uma acinturada em sua silhueta ela colocou uma faixa bem abaixo de sua barriga, no mesmo tom da legging. Ficou um visual harmonioso.

O decote V criado pela gola polo é excelente, pois, além de alongar Juliana, deixa seu colo à mostra e desvia a atenção da barriga.

A bolsa azul-marinho de couro molengo inseriu uma terceira cor no look e o fez sair do óbvio.

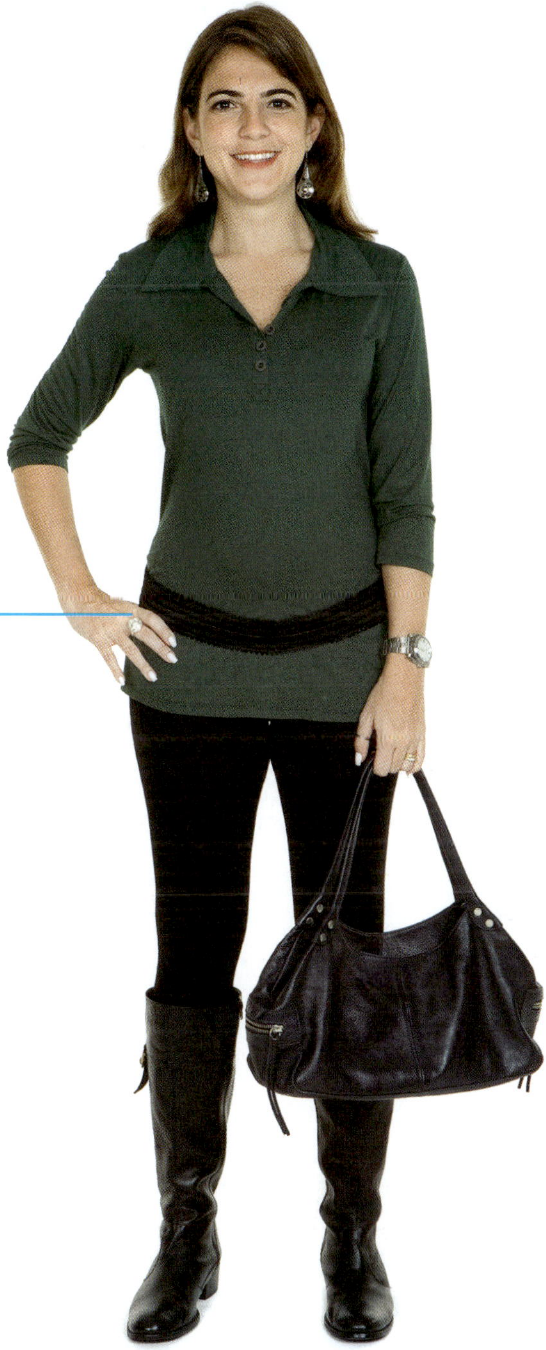

As faixas usadas por grávidas e por quem tem barriga devem estar na altura dos quadris ou logo abaixo dos seios. Evite parecer Mamãe Noel ao colocar o cinto bem no meio do abdômen.

Ao usar leggings ou calças justas, prefira tops mais compridos e amplos para não correr o risco de ficar vulgar.

Aonde ir com este look:

- *Almoços com amigas*
- *Bares*
- *Jantar com marido/namorado em lugar mais informal*
- *Reunião em casa de amigos*

Juliana e seu marido saem bastante à noite para badalar. Eles formam um casal muito sociável. Ao compor seus looks para essas ocasiões, ela também escolhe peças confortáveis, mas que sejam mais ousadas.

Estampas étnicas e de bicho, como a da foto, trazem informação forte para o look. Por isso as demais peças que o compõem devem ser lisas e neutras. Caso contrário, o visual pode ficar over e brega!

Estampas pequenas e próximas embaralham a visão de quem olha para a peça e também disfarçam o volume extra da região.

A faixa colocada logo abaixo dos seios transformou a bata ampla em uma blusa de corte império e também ajudou a disfarçar totalmente a sua barriga. Nem parece que ela está grávida!

A calça preta reta em tecido fluido neutralizou a blusa e equilibrou o visual.

Para não ficar com o look muito pesado, Juliana optou por acessórios mais claros, mas em tons que têm referência com as cores das peças. Uma carteira amarela, por exemplo, teria ficado péssimo.

A cor da carteira é a mesma do sapato, mas isso não é uma regra! Nos últimos tempos a moda tem sido mais democrática e não é mais necessário combinar os tons dos sapatos, bolsa e cinto.

Quem tem barriga deve evitar usar cintos muito caídos ou muito largos.

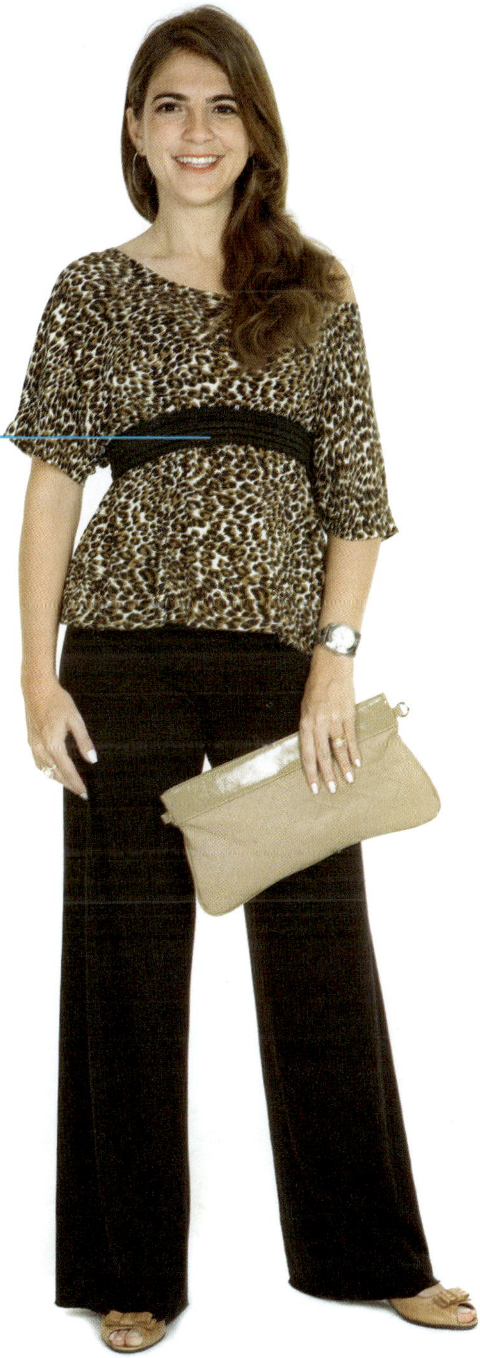

A largura dos cintos deve ser sempre proporcional ao perfil da mulher. Se ela for baixa e/ou magra deve usar cintos finos a médios. Se ela for alta, cintos mais largos caem melhor.

Aonde ir com este look:
- *Comemorações*
- *Casamentos na praia*
- *Almoços e jantares em lugares mais refinados*
- *Vernissages*

Juliana comprou este vestido, que recebe o nome de caftã, para usar na comemoração de seu aniversário no ano anterior àquele em que ela engravidou. No entanto, ela pode continuar a usá-lo tranquilamente, mesmo esperando a chegada de Rafael.

O vestido é amplo e solto, de tecido fluido e disfarça qualquer excesso que Juliana apresentar. As estampas, apesar de arredondadas, são esticadas e não aumentam a área visual de sua barriga.

O comprimento acima dos joelhos deixa Juliana com aspecto jovem e mais longilíneo. Ela respeitou seu estado gravídico e manteve sapatos com saltos médios. A carteira escolhida é da mesma cor dos sapatos e harmonizou muito bem com o look, que apesar de descontraído é mais formal.

Dicas para disfarçar a barriga:

- chame atenção para os ombros;
- use blusas e casacos soltos;
- use batas de corte império;
- evite blusas e casacos que marquem a cintura com faixas e elásticos;
- use tops por dentro das calças, levemente soltas;
- use túnicas ou tops no estilo blusê;
- use calças e saias de cintura no lugar;
- use calças e saias retas de tecido fluido;
- dê preferência aos vestidos de corte império;
- evite cintos caídos ou muito largos;
- evite estampas arredondadas e grandes na região.

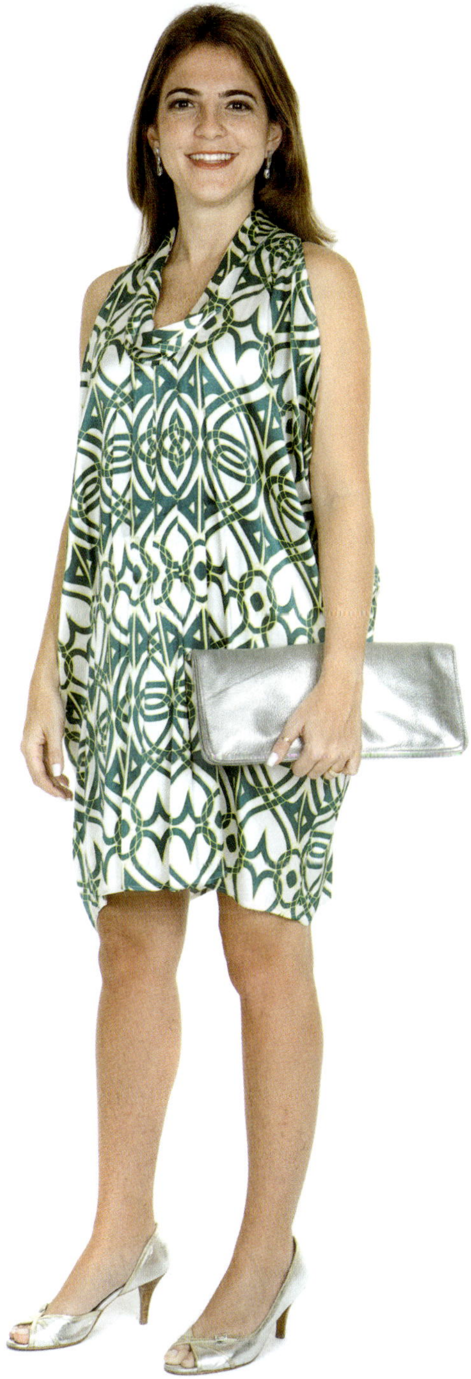

Valorize seus pontos fortes e esconda os pontos que você não considera bons.

Ricardo

32 anos | 1,80 m

Ricardo é um cirurgião-dentista muito ativo. Ele participa de congressos e cursos ao redor do mundo, tem muitos amigos e vai para a balada todos os finais de semana. Seja em ambientes mais formais ou não, ele faz questão de estar sempre alinhado e com muito estilo.

Este look é perfeito para destacar Ricardo em ocasiões informais.

A cor escura da camiseta diminui a área visual do tronco e a gola em V faz com que seus ombros pareçam mais estreitos, pois atrai a atenção para o meio de seu tronco.

No conjunto a calça xadrez chama mais atenção para a parte inferior de seu corpo, equilibrando sua silhueta triângulo invertido. Por ela ser de modelo reto, disfarça a largura dos ombros, pois aumenta a largura do quadril e das pernas.

O tênis estilizado de couro é ideal para o look informal. Neste visual não caberia um mocassim, ficaria muito pesado.

Outro toque que é essencial: peça estampada embaixo pede uma peça lisa na parte de cima em cores que conversem entre si. Isso quer dizer que o Ricardo está muito bem na calça cinza-clara com xadrez, que combina com o cinza-escuro da camiseta.

Uma camiseta branca está totalmente proibida para o Ricardo, pois chamaria muita atenção para a parte superior de seu corpo e aumentaria visualmente a linha dos ombros.

Aonde ir com este look:

- *Jantar descontraído*
- *Balada*

A blusa cor chumbo de Ricardo poderia dar lugar a outra peça de cores semelhantes, como o azul-marinho.

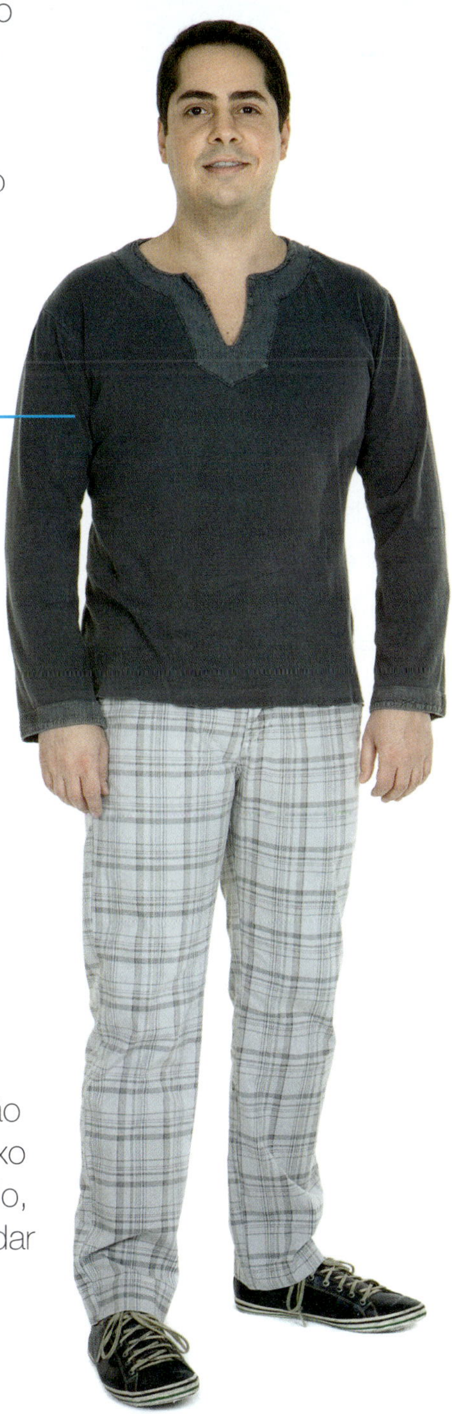

A calça xadrez é cheia de estilo e chama mais atenção para a parte de baixo do corpo do Ricardo, o que é bom para dar mais sintonia à silhueta triângulo invertido.

Aonde ir com este look:

- *Trabalho*
- *Happy hour com clientes*
- *Restaurantes mais caros*
- *Fumar charutos com amigos*

Quando chega ao seu consultório, Ricardo tira o blazer e coloca um jaleco para atender seus pacientes.

O blazer azul-marinho, que pode ser de algodão ou lã, é uma peça indispensável no guarda-roupa de qualquer homem. Ele sempre tornará a composição mais elegante. Por ser mais casual, pode ser usado com camisas mais esportivas e camisetas mais sóbrias.

O comprimento das mangas do blazer deve deixar 1 cm da manga da camisa aparecer. O modelo usado por Ricardo tem somente dois botões, o que o torna moderno. Outra opção é o clássico modelo com três botões. Quatro botões somente para paletós de costumes e ternos.

Para ele, que tem os ombros bem largos, a cor escura do blazer ajuda a harmonizar sua silhueta.

Agora, um alerta! É terminantemente proibido pegar um paletó de terno e usar como blazer. Você só vai mostrar que entende pouco de estilo.

O modelo de calça jeans que melhor combina com blazer azul-marinho é reto, de lavagem mais uniforme e tradicional. O modelo usado por Ricardo tem uma lavagem mais clara e deixou o look mais ousado.

A cor da camisa é de tom próximo ao da calça, o que contribui para alongar visualmente a silhueta do Ricardo. Cores muito contrastantes o cortariam ao meio e o achatariam.

O cinto de couro marrom-café combina perfeitamente com seu mocassim. Se ele colocasse uma camiseta polo, o grau de informalidade do sapato deveria aumentar.

Blazer com tênis? Nem pensar! Não corra o risco de errar ao tentar ser moderno demais.

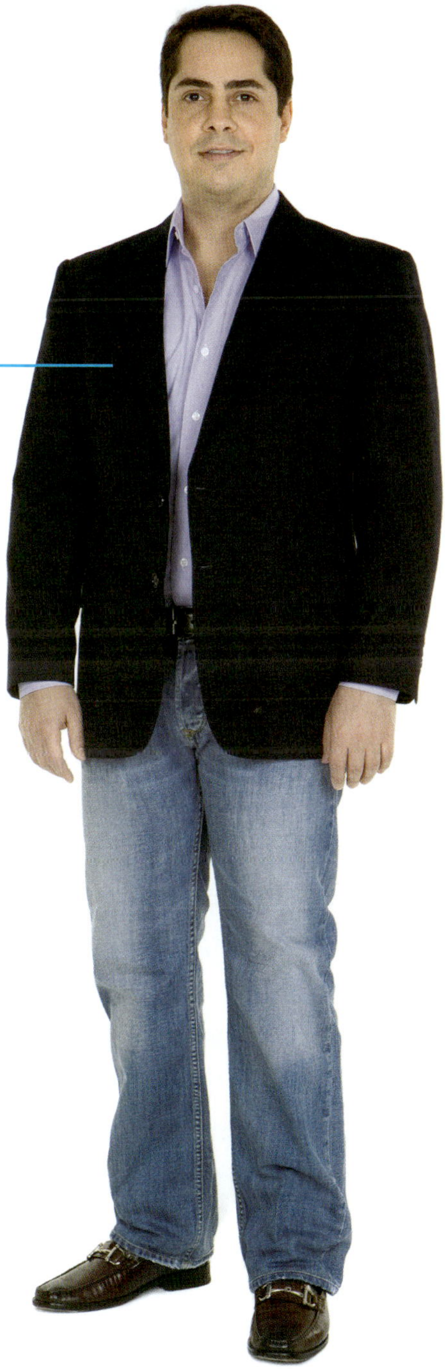

Uma camiseta polo pode tomar o lugar da camisa, se a intenção for deixar o look mais informal. Continue usando um mocassim, que pode ser de modelo ainda mais esportivo.

Aonde ir com este look:
- *Casamento chique*
- *Ocasiões solenes*

Ricardo é constantemente convidado para jantares importantes e para ser padrinho de casamentos bastante formais.

Não há sobra de tecido na manga da camisa, que deve cobrir o punho somente. Nada de camisa que termina no meio do dedão! Para testar se o comprimento está na medida, ao experimentar a camisa, dobre o braço como se fosse colocar a mão no peito. Se o osso do seu punho aparecer, ela está muito curta.

Excesso ou falta de pano na manga da camisa deixa o look desalinhado.

Esta camisa não tem botões nos punhos, mas caseados, para que ele possa colocar suas abotoaduras chiquérrimas.

O uso do colete escuro ajuda a afinar e alongar seu corpo, chama a atenção para o meio do tronco e faz com que seus ombros pareçam ser mais estreitos. A linha do colete forma uma espécie de coluna, que deixa as formas menores e equilibra a silhueta.

A gravata usada por ele é apenas um tom mais escuro do que a camisa, pois ele não quer agregar muita informação ao visual, que já conta com a terceira peça, o colete.

Quando fechado, o último botão do colete deve ficar aberto como o do paletó. Já o número de botões que um colete deve ter é irrelevante; o mais clássico é o de quatro.

Por ser um look extremamente social, os acessórios devem ter a mesma linguagem. Por isso, a sola do sapato é bem fina. Quanto mais detalhes e informações tiverem os acessórios, mais informais eles serão.

Para quem tem a silhueta parecida com a do Ricardo, o colete pode ser incorporado aos looks sociais para diminuir a área visual do tronco.

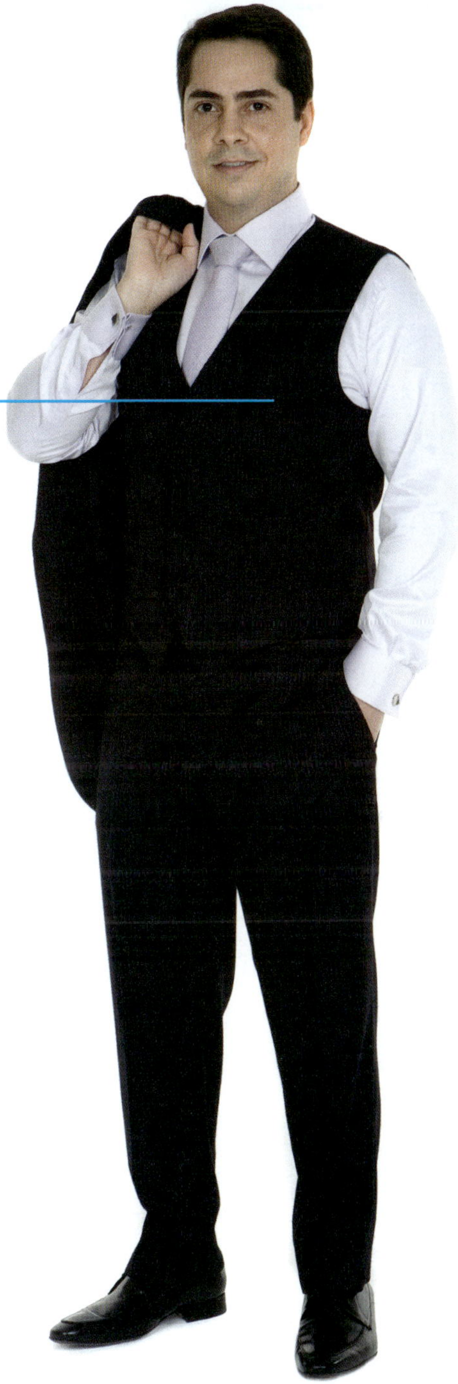

Apenas preste atenção no seu cabelo, que deve estar impecável, na sua barba muito bem feita e em seu perfume na medida.

Aonde ir com este look:

- *Churrasco*
- *Almoço em casa*
- *Férias na praia ou em cruzeiros*

Ricardo sempre viaja, seja a trabalho, seja a passeio. Até nos destinos em que faz calor ele faz questão de manter seu visual equilibrado e elegante.

Ricardo tem um corpo conhecido como triângulo invertido – as linhas de seus ombros são mais largas do que as do quadril. Essas linhas formam um triângulo invertido na parte superior de seu corpo. Portanto, sua missão na hora de se vestir é equilibrar a silhueta para que as linhas de seus ombros e quadris fiquem harmonizadas.

A camiseta verde que ele usa diminui a área visual de seus ombros, em relação aos quadris, tendo em vista a cor clara da bermuda que usa. Isso acontece porque as cores claras aumentam a área visual onde são usadas.

Sua altura é mediana e seus looks devem passar a sensação de uma silhueta mais longilínea.

Por isso a bermuda foi encurtada dois dedos e termina acima dos joelhos. O motivo desse ajuste foi dar ao Ricardo um aspecto mais jovem, alongado, além de disfarçar suas canelas finas.

Para suavizar ombros largos:

- manter atenção no centro do corpo com decotes em V, lapelas, peças abertas;
- usar calças retas;
- usar cores mais escuras na parte de cima do corpo;
- vestir camisas e camisetas com cava no lugar.

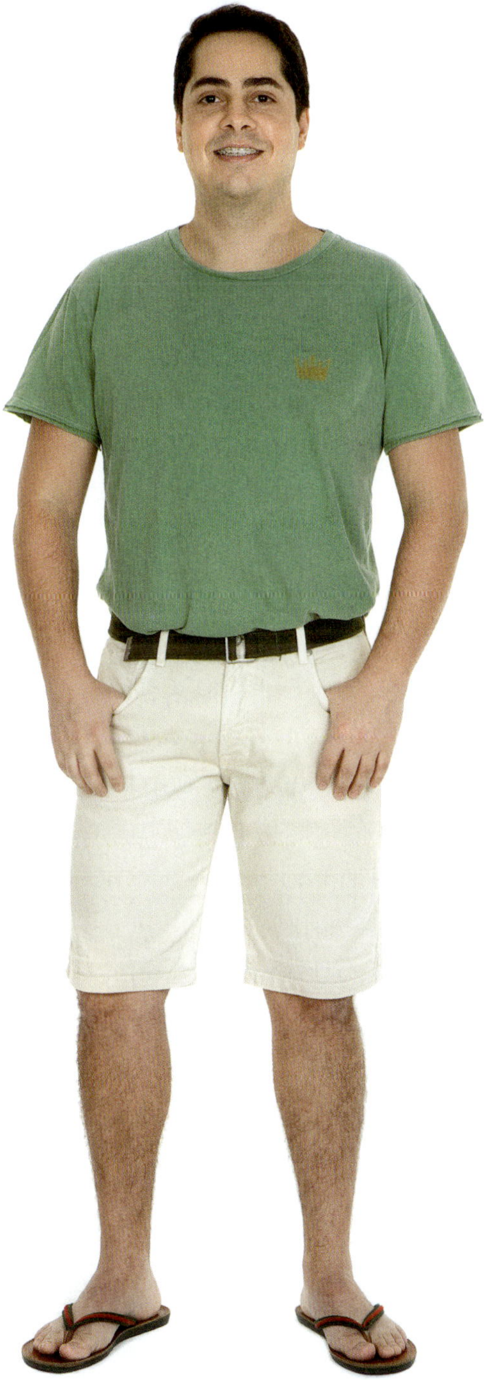

Descubra o formato de seu corpo e coloque roupas que irão harmonizá-lo e valorizá-lo.

Sávio

44 anos | 1,78 m

Consultor de empresas, Sávio está acostumado a frequentar ambientes formais durante a semana e por isso seus looks devem ser mais sóbrios. Nas horas de descontração, ele gosta de ficar mais à vontade e mostrar seu lado irreverente. Sávio tem sobrepeso e suas roupas devem afiná-lo visualmente.

Em função do seu sobrepeso, Sávio não deve usar peças muito largas, pois farão com que ele pareça maior, nem muito justas, pois evidenciarão todos os excessos. Tudo deve ser na medida.

Este costume risca de giz faz com que ele fique mais longilíneo, em razão das listras verticais. A camisa branca está na medida, pois suas mangas aparecem 1 cm por baixo do paletó.

O modelo do paletó para Sávio deve ser o tradicional – mais reto – e ter duas aberturas traseiras para dar a ele maior mobilidade e conforto, além de proporcionar melhor caimento.

A calça é reta e tradicional, acompanhando o modelo do paletó e equilibrando sua silhueta.

A gravata escolhida é neutra – preta e branca – para não agregar mais informação à região abdominal de Sávio. Uma em cor mais viva chamaria muita atenção para a barriga.

Aonde ir com este look:

- *Escritório*
- *Atender clientes*
- *Casamentos*
- *Batizados*

Neste caso, os sapatos e cinto devem ser sempre pretos. Caso ele utilize uma pasta para levar papéis e documentos, ela deve ser mais rígida e ter metais prateados e foscos.

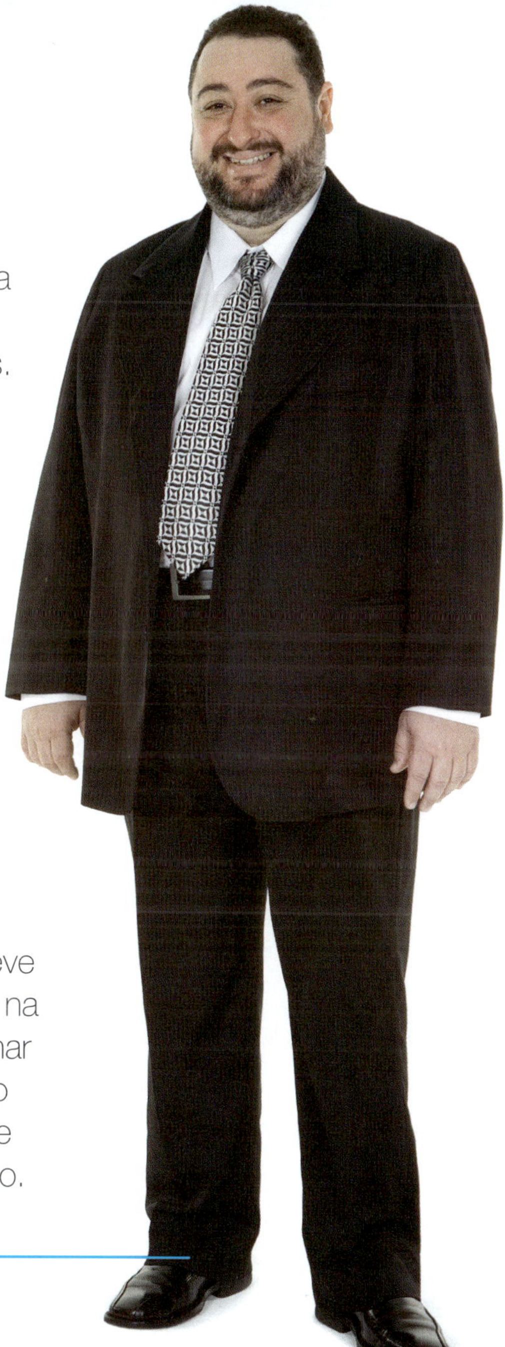

A barra da calça deve tocar o peito do pé na frente e atrás terminar no começo do salto para não empapar e não arrastar no chão.

Aonde ir com este look:

- *Praia*
- *Fim de semana*
- *Relaxar em casa*

Em casa Sávio também gosta de manter um visual harmonioso, com peças que o deixam mais à vontade, sem passar ar de desleixo.

A camiseta polo aberta forma um V abaixo de seu rosto, o que ajuda a alongar essa parte de seu corpo. O tom areia da camiseta polo cria um leve contraste com a calça cáqui.

O comprimento da camiseta é um pouco maior, tendo em vista o excesso que ele apresenta na região abdominal. Se usar camisetas mais curtas, ele corre o risco de ficar de barriga de fora e extremamente deselegante.

As mangas da peça são, também, mais compridas para disfarçar o excesso de volume dos braços.

A calça é em tecido bem leve e fluido, muito apropriada para dias mais quentes. Ela permite que ele se mantenha confortável e impecável. Seu comprimento é ideal, pois não arrasta no chão.

O visual está superclean, não tem nenhuma informação que chame atenção para o sobrepeso do personagem. As peças lisas deixam o visual uniforme.

Quem tem sobrepeso deve evitar agregar volume e informação para as partes mais salientes de seu corpo. Por isso as peças lisas e em cores neutras e próximas são ideais.

Deixar em evidência o colo, os punhos e os tornozelos é outro truque que pessoas com sobrepeso devem adotar, pois são três partes magras do corpo.

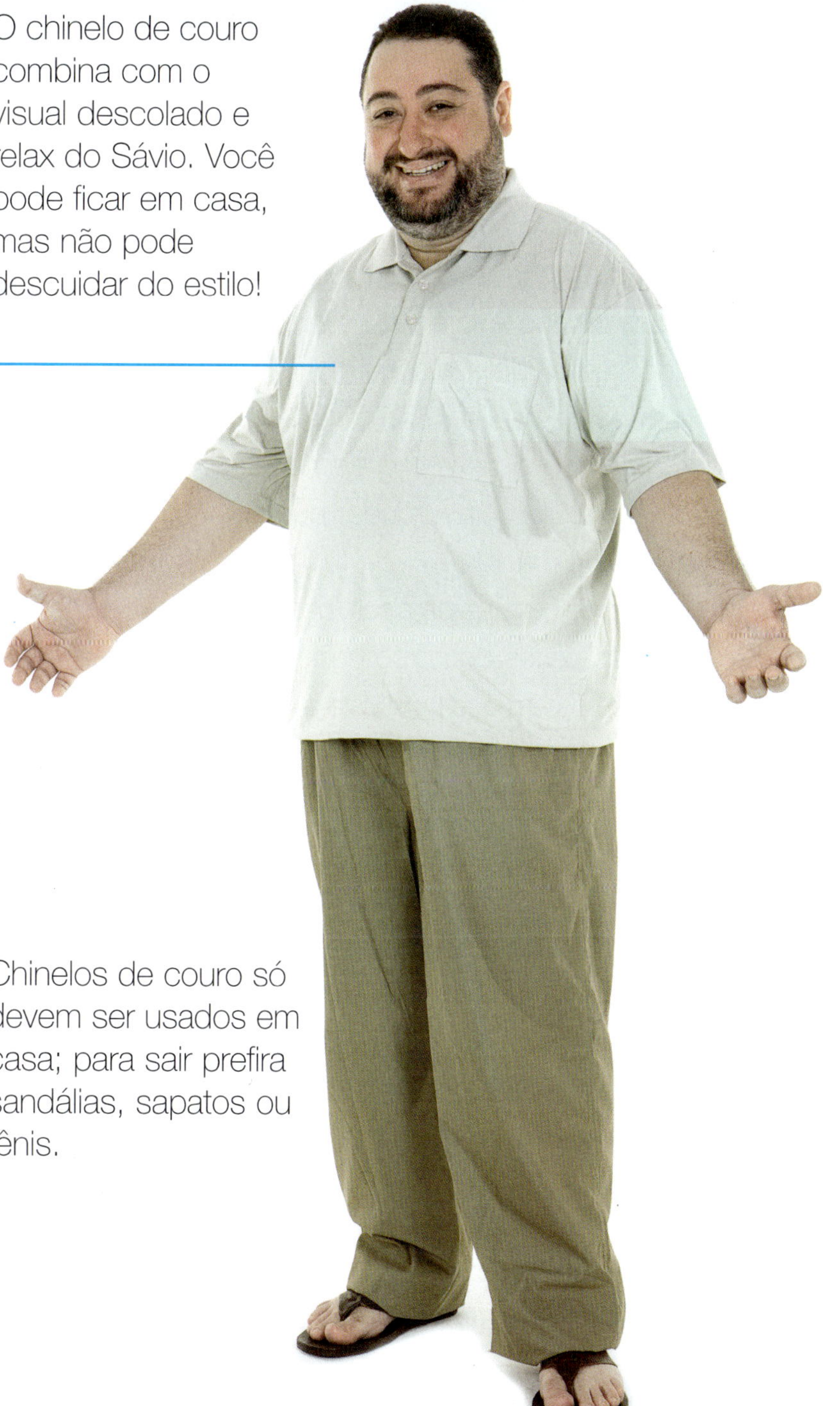

O chinelo de couro combina com o visual descolado e relax do Sávio. Você pode ficar em casa, mas não pode descuidar do estilo!

Chinelos de couro só devem ser usados em casa; para sair prefira sandálias, sapatos ou tênis.

Aonde ir com este look:

- *Praia*
- *Churrasco*
- *Almoço na praia*

Quando vai à praia, Sávio adora andar pela orla, sentar às mesas das barracas e pedir sua água de coco.

A camiseta azul-marinho e o short no mesmo tom criam um look monocromático que ajuda a alongar e afinar visualmente o corpo do Sávio.

Pessoas com sobrepeso devem preferir usar cores próximas para criar um efeito visual de continuidade, que contribui para que elas pareçam mais altas e magras.

A estampa na parte de cima da camiseta desvia a atenção da barriga ou de quaisquer outras partes do corpo dele. É importante que ao vestir uma peça verifiquemos em que local está a estampa, para não correr o risco de chamar a atenção para uma parte que queremos disfarçar.

O short na altura do joelho é ótimo para a silhueta do Sávio, pois disfarça suas coxas mais grossas. Um modelo mais comprido o encurtaria e não valorizaria em nada sua imagem.

Para completar o visual jovem e moderno, Sávio usa um par de tênis All Star também na cor azul-marinho sem meias. Se o tênis fosse de couro, meias seriam indispensáveis!

O importante é valorizar sempre os seus pontos fortes. Temos que parar com essa ideia de que a elegância é uma questão de tamanho! Ela é diversidade e estilo também.

O visual dele ficou monocromático, mas não ficou monótono.

Ele pode substituir a camiseta de gola careca por uma de gola polo. O importante é manter as peças em tons próximos.

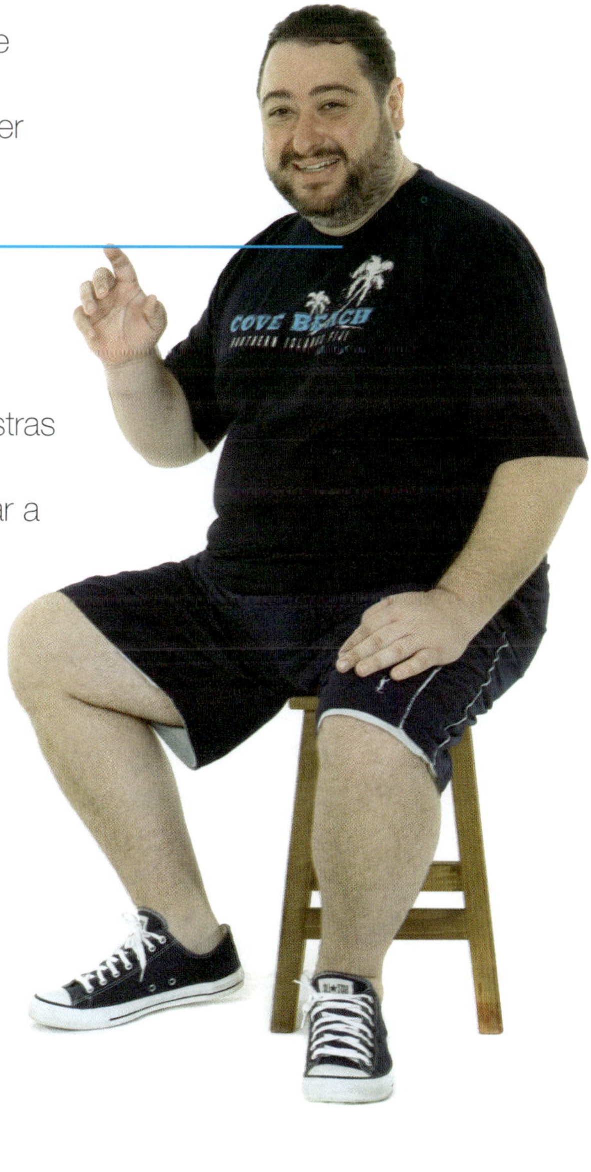

A bermuda com listras verticais é uma opção para alongar a silhueta do Sávio.

Aonde ir com este look:
- *Praia*
- *Churrasco*
- *Almoço na praia*

Sávio adora sextas-feiras! É o último dia útil da semana e ele costuma sair com sua mulher para fazer um happy hour e colocar as novidades em dia.

Este look é voltado para um dia de trabalho mais tranquilo, como o Casual Friday, ou qualquer outra situação que permita o uso de elementos formais combinados com informais.

Apesar de o Sávio estar vestido com peças em cores diferentes – camisa clara e calça escura –, as linhas verticais da camisa dão uma certa equilibrada no look.

As listras da camisa são bem finas e a tornam mais social. Para quebrar um pouco a formalidade do look, Sávio dobrou a manga da camisa (bastam duas dobras!).

A calça social azul-marinho tem um corte reto e não marca nada na sua silhueta. A cintura da calça está na altura correta, pois não deixa a barriga cair sobre a calça, nem a camisa para fora dela.

Seguindo a regra para os acessórios masculinos, cinto e sapatos de couro sempre no mesmo tom.

Como já foi falado, a linguagem dos acessórios deve acompanhar a das roupas. Os sapatos usados por Sávio são do tipo mocassim esportivo. Um sapato de amarrar ficaria muito pesado.

Para parecer mais magro:

- use cores neutras e de pouco contraste;
- use linhas e listras verticais;
- use peças fluidas;
- use peças mais próximas ao corpo, mas não justas;
- use tecidos mais finos, que tenham caimento mais suave;
- use tricôs mais finos e moles.

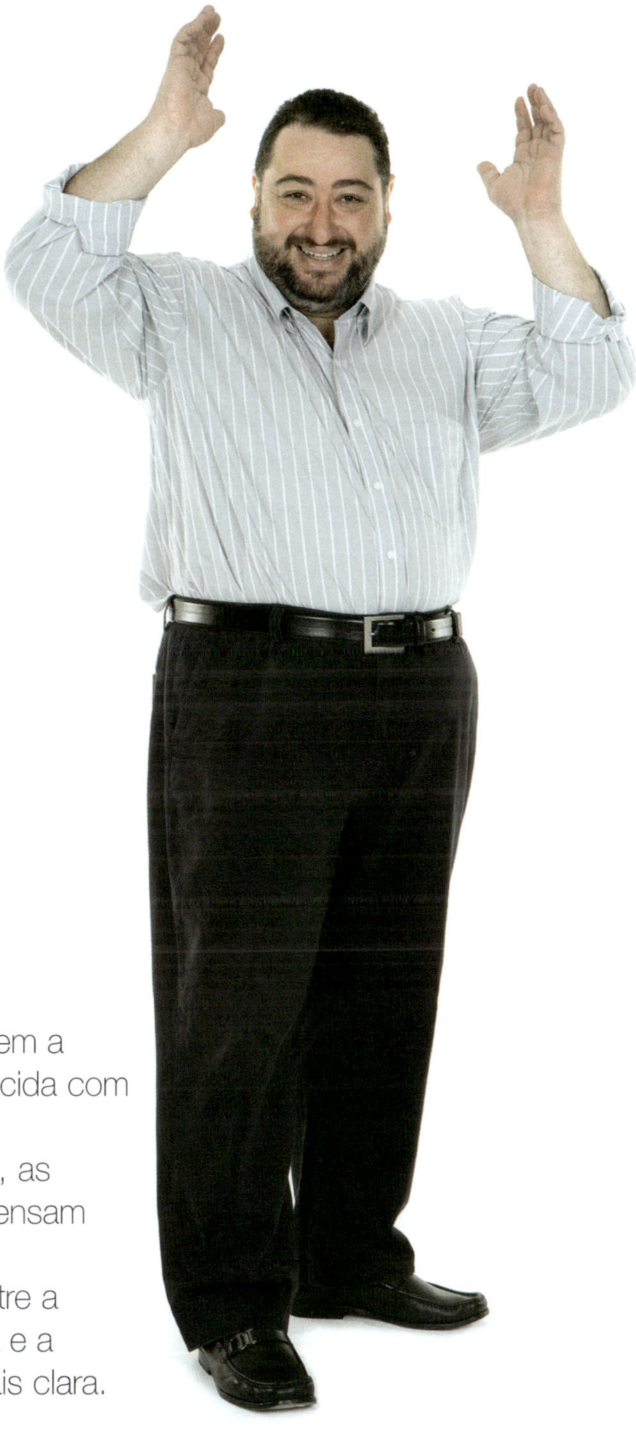

Para quem tem a silhueta parecida com a do nosso personagem, as listras compensam muito bem o contraste entre a calça escura e a camiseta mais clara.

Thadeu

64 anos | 1,87 m

Engenheiro e advogado, Thadeu é um homem muito vaidoso e gosta de se sentir bem com seus looks. Adepto da prática de esportes, ele procura sempre estar impecável em todas as situações, desde reuniões com clientes até os momentos de descontração.

O corpo de Thadeu é o chamado retangular, pois não apresenta cintura definida e a linha de seus ombros é muito próxima à linha de seu quadril. As peças usadas por ele devem passar a impressão de que sua silhueta é levemente acinturada e, ainda, alargar seus ombros, visualmente, para criar uma silhueta ideal masculina (ombros mais largos que o quadril).

Apesar de magro, as pernas de Thadeu são proporcionais e ele não tem as canelas finas; isso permite que ele abuse do comprimento de suas bermudas.

A bermuda na cor cáqui escolhida para esta composição é muito versátil e básica, o que permite inúmeras combinações. É uma das peças essenciais para se ter no guarda-roupa. Ela tem corte reto e termina acima dos joelhos, o que rejuvenesce e alonga seu corpo.

A camisa de mangas curtas com estampas arredondadas e horizontais faz com que ele pareça ter ombros mais largos.

As estampas arredondadas devem ser evitadas por quem tem sobrepeso.

Para proteger seu couro cabeludo, ele incorporou um chapéu de palha, que tem a mesma linguagem da roupa, assim como os chinelos.

Aonde ir com este look:

- *Churrasco*
- *Praia*
- *Cruzeiro*
- *Férias*

Pessoas com o mesmo perfil do Thadeu podem variar as cores da camisa sem se preocupar com os contrastes, pois ele é alto e magro.

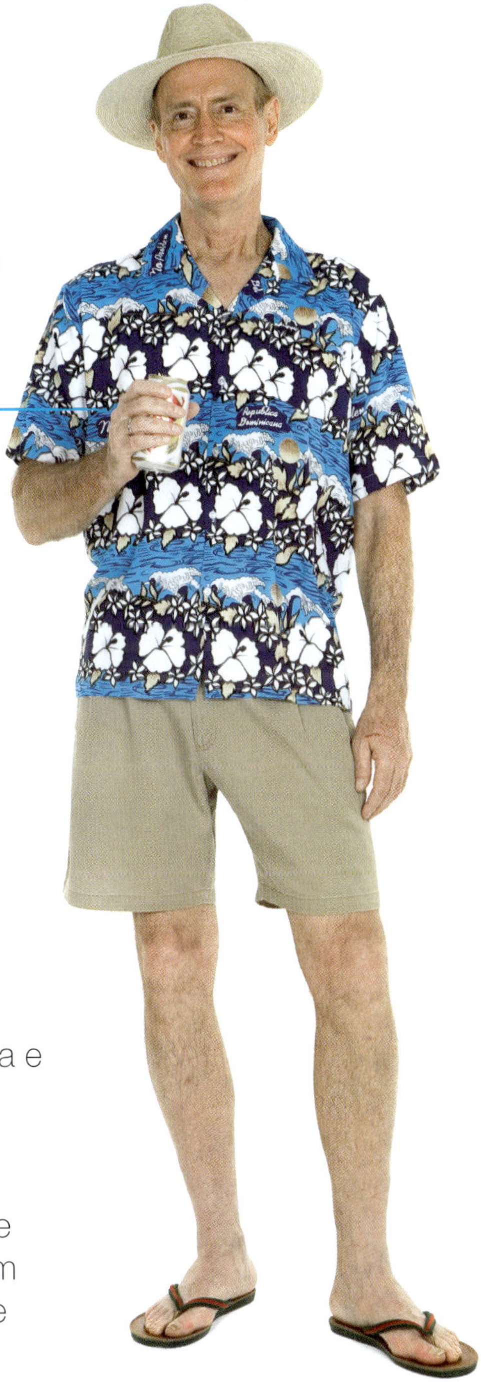

Apostar em cores neutras sempre dá certo. Peças que tenham tons como marinho, cinza, areia e branco vão com todas as outras. E também criam pouco contraste, se encaixando bem em todas as pessoas e situações.

Aonde ir com este look:

- *Cinema*
- *Barzinho*
- *Happy hour*
- *Almoços descontraídos*

Thadeu usa este look para ocasiões mais descontraídas, seja um happy hour com os amigos, um almoço em família ou um cinema com sua namorada. É um visual que vai bem em diversas ocasiões.

A calça escura de corte reto e lavagem tradicional é outra peça obrigatória para qualquer guarda-roupa masculino. Um verdadeiro coringa que pode ser usado com camisetas, camisas, malhas e blazers.

O comprimento da calça usada por Thadeu é o máximo que ela pode ter. Maior que isso, empapa na frente e arrasta atrás; fica péssimo!

A camisa slim fit, em um tom próximo ao da calça com listras verticais, alonga visualmente sua silhueta. Essa é uma camisa chamada "executive", pois permite a coordenação com vários tipos de calça, desde a jeans até as mais sociais. Lembre-se sempre de que os acessórios devem acompanhar o grau de formalidade do look.

O primeiro botão da camisa abaixo do colarinho deve estar sempre aberto; fica moderno e jovem e ainda dá uma alongada na silhueta!

A cor marrom-café é mais esportiva que a preta, e por isso é a ideal para looks com calças jeans. Nada de colocar este mocassim esportivo com uma calça de alfaiataria; ela pede um par de sapatos mais sociais. Lembre-se de estar com peças que conversam entre si.

As peças de modelo slim fit só devem ser usadas por quem está no peso ideal.

Peças slim fit só devem ser usadas por quem está no peso ideal.

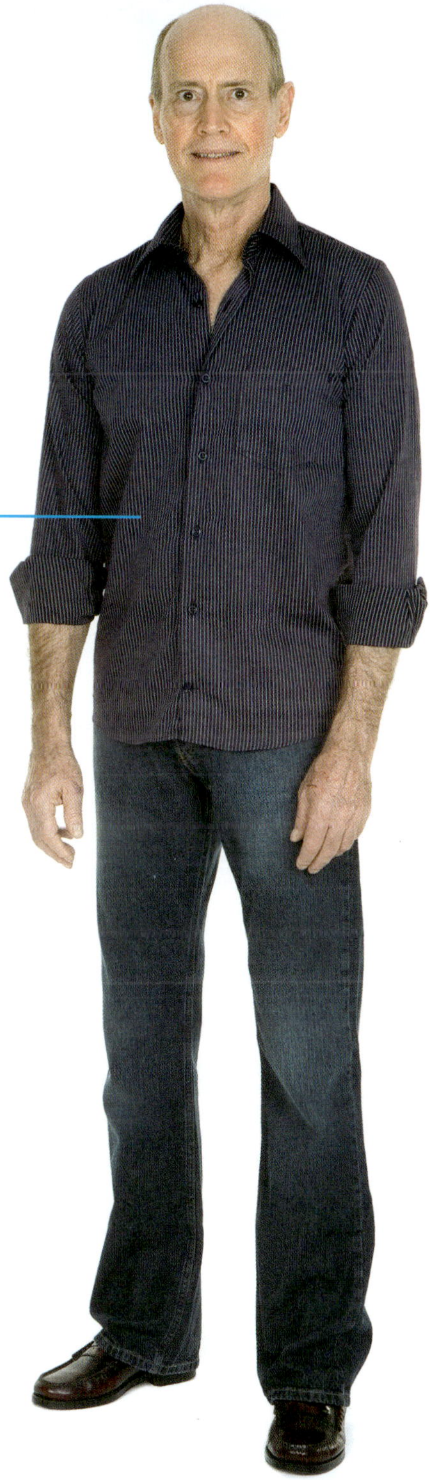

Um blazer mais claro em cima deste conjunto ficaria demais.

Aonde ir com este look:
- *Trilha*
- *Caminhada*
- *Passeio no parque*

Este visual é totalmente esportivo, ideal para fazer caminhadas, escaladas e passeios ao ar livre. O look está impecável e é, ao mesmo tempo, confortável.

De urbano este look não tem nada! Portanto, não o use para ir a livrarias, shoppings etc.

Mesmo durante suas aventuras, Thadeu faz questão de valorizar seus pontos fortes e criar uma silhueta mais harmoniosa.

O modelo da calça é reto e fluido, deixando suas pernas visualmente mais largas. Seu tom é médio e o contraste criado ao colocá-la com a camiseta preta não é muito alto. Ele faz questão de prestar atenção nesses detalhes para ficar sempre longilíneo.

Seu tecido é tecnológico e próprio para exercícios, pois deixa a pele respirar; se chover ele também seca rápido. Na impossibilidade de usar peças com tecidos desse tipo, opte pelas de algodão, que deixarão a pele respirar.

A camiseta é também ajustada ao corpo de Thadeu e traz uma estampa redonda no meio do peitoral, o que contribui para que ele pareça ter ombros mais largos e formar um corpo do tipo triângulo invertido.

Seu perfil também permite camisetas mais compridas. Se ele tivesse estatura mais baixa, como o Daniel (pág. 16) ou o Felix (pág. 24), elas deveriam ser mais curtas.

Um par de tênis brancos teria desequilibrado o look. Esta cor mais próxima ao tom da calça ficou melhor.

Este look é ideal para que o Thadeu entre em contato com a natureza. Um chapéu redondo de tecido pode completar este visual eco.

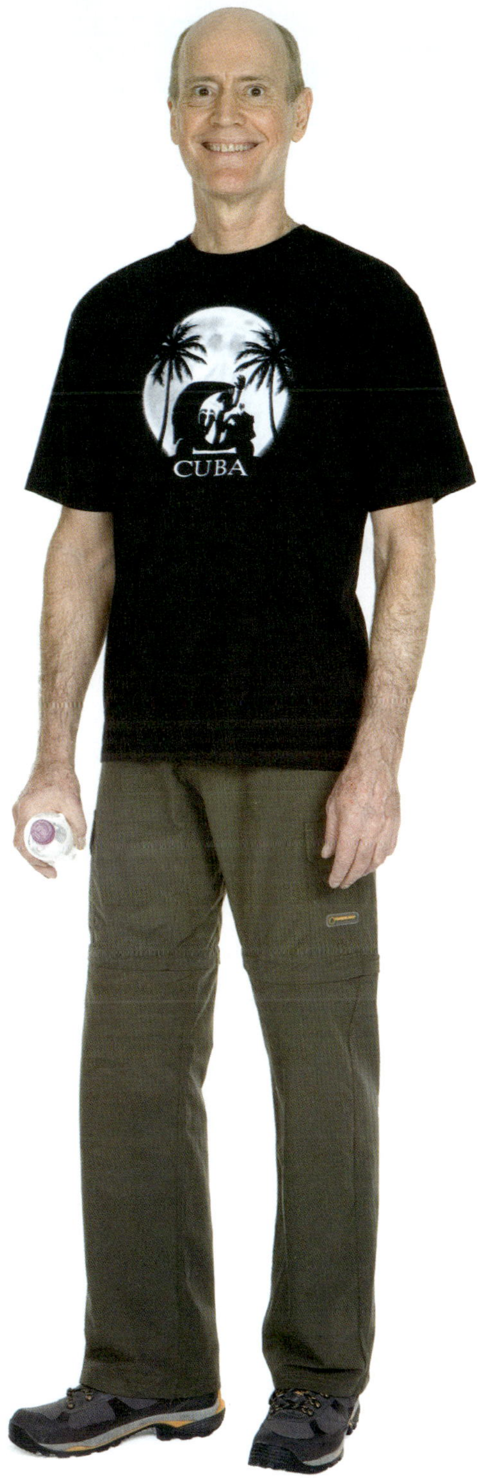

Ao fazer qualquer tipo de exercícios, leve uma garrafa de água para manter-se hidratado.

Aonde ir com este look:

- *Escritório*
- *Coquetel*
- *Vernissage*
- *Almoço em família*

Para trabalhar, Thadeu veste peças menos formais, mas que transmitem seriedade e sucesso, elementos essenciais para fechar negócios.

Contraste é a palavra-chave deste visual: calça clara, camisa escura e cinto marrom-café. Compare esta foto com a segunda que tiramos dele.

Veja como o contraste entre as peças achata visualmente sua silhueta, fazendo com que ele pareça mais baixo do que na segunda foto.

Veja, ainda, como a camisa slim fit usada por dentro de uma calça de modelo mais sequinho evidencia o formato do corpo retangular, efeito contrário ao causado pela calça de corte reto.

A calça que ele veste neste look é de modelo chino e é outra peça indispensável no guarda-roupa masculino, pois pode ser usada com camisas e também com camisetas polo, como faz o Felix (página 27). É importante ter pelo menos uma clara e outra escura.

A calça chino faz parte do guarda-roupa esportivo e pode ser usada para compor um visual de trabalho mais informal, como no Casual Friday.

Para definir a cintura:

- use blazers e casacos acinturados abertos;
- use camisas acinturadas;
- use cintos estreitos;
- chame atenção para os ombros;
- use calças sem pregas.

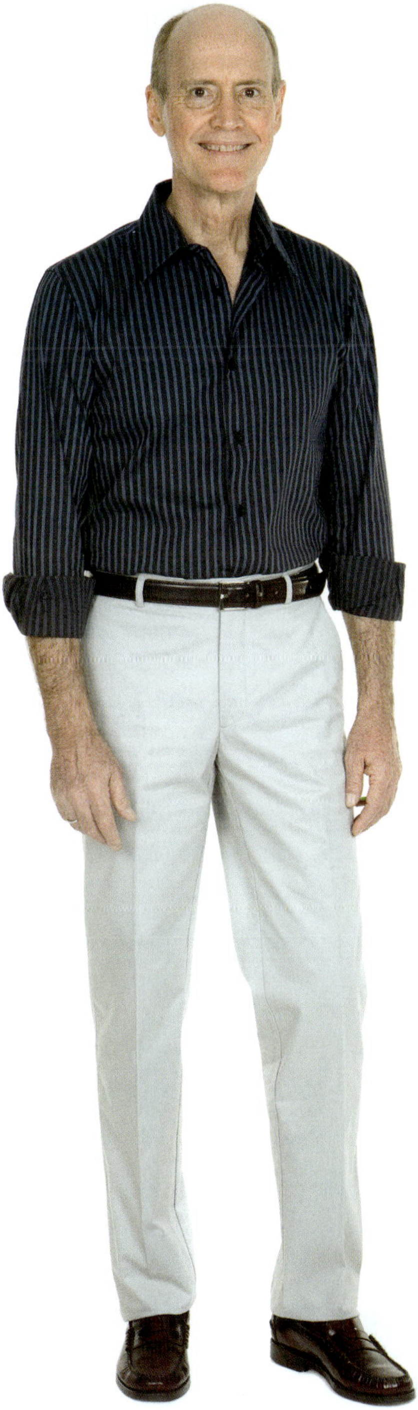

Este tipo de visual usa um contraste de cores entre a parte de cima e a de baixo, o que não precisa ser evitado, pois ele é alto e magro.

Cristina

34 anos | 1,63 m

Arquiteta e designer de móveis conceituais, Cristina acaba de inaugurar seu show room. Ela é casada e mãe de duas filhas. Suas características físicas são: baixa, magra, bastante seio e corpo retilíneo. Suas pernas são mais compridas em relação ao tronco, sendo necessário equilibrá-los visualmente.

Para disfarçar a diferença de comprimento entre suas pernas e seu tronco, bem como a cintura estreita, Cristina usa um modelo de vestido reto de tecido fluido. O seu caimento impede que se evidencie o corpo reto.

O decote em V aberto é ideal para ela, pois suaviza o tamanho dos seios. O decote do vestido é vermelho-sangue e já dá bastante informação ao seu colo. Um colar nesse local seria, além de um excesso de informação, inapropriado, pois com decote em V devemos usar colares e correntes que terminem abaixo dele.

O vestido de mangas três quartos é ideal para quem tem braços compridos demais, pois elas criam linhas horizontais nesses membros, encurtando-os.

Se ela tivesse colocado uma pulseira, teria acrescentado muita informação em uma área pequena do corpo. Só o anel basta.

O comprimento da peça, acima dos joelhos, disfarça suas canelas finas e proporciona maior harmonia à sua silhueta.

Aonde ir com este look:

- *Inaugurações e vernissages*
- *Jantares*
- *Comemorações com o marido*
- *Casamentos*

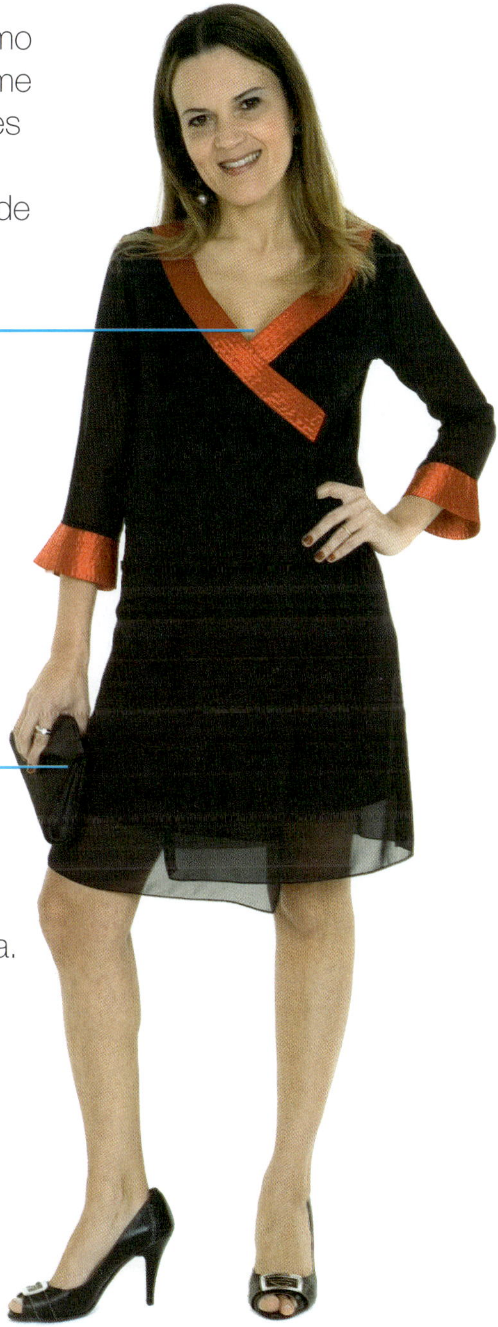

O decote em V é ótimo para disfarçar o volume do busto em mulheres com o biótipo da Cristina. Sem deixar de lado a elegância.

Por ser um conjunto mais formal, Cristina está combinando o sapato com a carteira. Mas uma carteira vermelha também cairia muito bem no lugar.

Aonde ir com este look:

- *Escritório*
- *Atender clientes*
- *Happy hour com colegas de trabalho*

O ambiente em que Cristina trabalha é mais informal, e por isso ela tem diversas opções de peças para compor seu look profissional. Mesmo assim, ela sabe que deve optar por peças em cores neutras, pois seu trabalho precisa chamar mais atenção do que ela.

Cristina veste uma camisa cinza com riscas brancas para iluminar o look, já que está com as demais peças escuras.

Em vez de colocar um blazer para compor seu visual, ela quis sair do óbvio e optou por um casaqueto jeans, mais soltinho e comprido. Essas duas características disfarçam seu corpo retilíneo e alongam visualmente seu tronco.

A manga do casaco está dobrada para permitir que os punhos da camisa apareçam, como se fosse um blazer. Isso dá um toque chique e descolado ao conjunto!

A gola da camisa fica para fora do casaco, seguindo a mesma linha dos punhos da camisa.

Por ser magra, Cristina pode usar roupas mais justas, mas sabe que não devem ser apertadas, pois isso evidenciaria seu baixo peso e o corpo retilíneo. Mulheres devem ter curvas!

A calça escolhida é bem comprida, e para não arrastar no chão, nem empapar, deve ser usada com sapatos de salto. O comprimento da calça faz com que Cristina pareça mais alta.

Os acessórios usados para trabalhar devem ser discretos e acompanhar a linguagem da roupa.

Este look também aceita uma carteira ou bolsa de cor mais viva para criar um contraste.

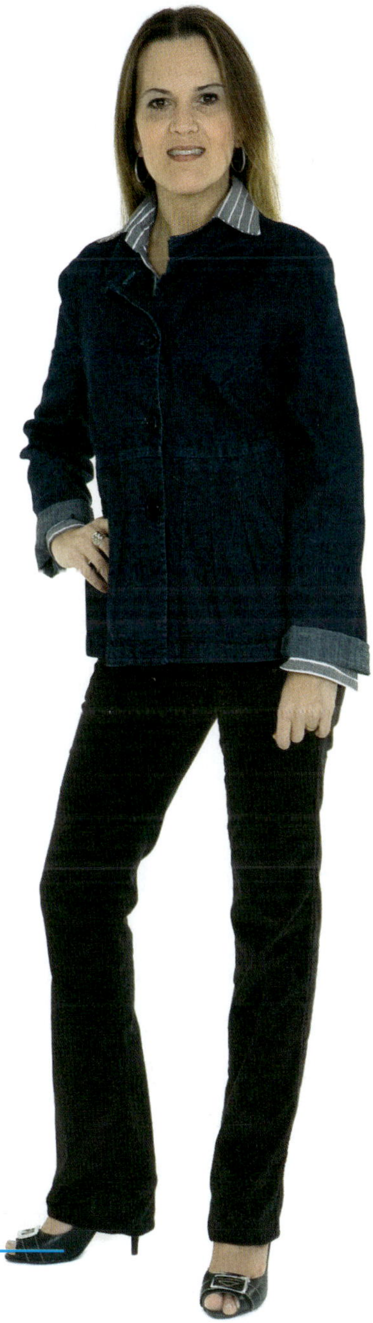

Em um dia de frio, uma opção para este look seria trocar os sapatos por um par de botas, que deve ser usado por dentro da calça, já que ela é baixa (usado por fora cria linhas horizontais em sua silhueta).

Aonde ir com este look:

- *Almoço na cidade*
- *Churrasco*
- *Almoço com a família*
- *Levar filhas para passear de dia*

As filhas de Cristina adoram que ela as leve para brincar no parque perto de sua casa. Para acompanhar o ritmo das meninas, ela precisa estar com peças confortáveis.

O macaquinho usado por Cristina é de tecido bem fluido e de modelo reto e soltinho, próprio para quem tem um perfil magro, pois equilibra melhor a silhueta.

A peça tem uma marcação de cintura baixa, em função da faixa localizada na altura do quadril. Esse toque da roupa proporciona a ela uma cintura visual e alonga seu tronco.

O corte tomara que caia dispensa o uso de colares e pingentes. Por isso ela caprichou no tamanho dos brincos. Como tem os braços finos, uma pulseira mais fina lhe cai melhor do que as mais pesadas e grossas.

Pelo fato de ter seios grandes, ela está com um sutiã tomara que caia para não ficar deselegante.

O comprimento do macaquinho deixa os joelhos à mostra, pois Cristina tem pernas e canelas finas. Uma peça mais comprida evidenciaria essas características e não ficaria suave.

A sapatilha cavada faz com que suas pernas pareçam mais compridas. Uma sandália de tiras no tornozelo criaria uma linha horizontal e a encurtaria visualmente.

A carteira complementa muito bem o visual e é de tamanho médio, ideal para mulheres baixas e magras. Acessórios grandes ficam desproporcionais.

Se fizer questão de colar quando usar vestidos e tops tomara que caia, use um bem rente à saboneteira e diminua o tamanho dos brincos.

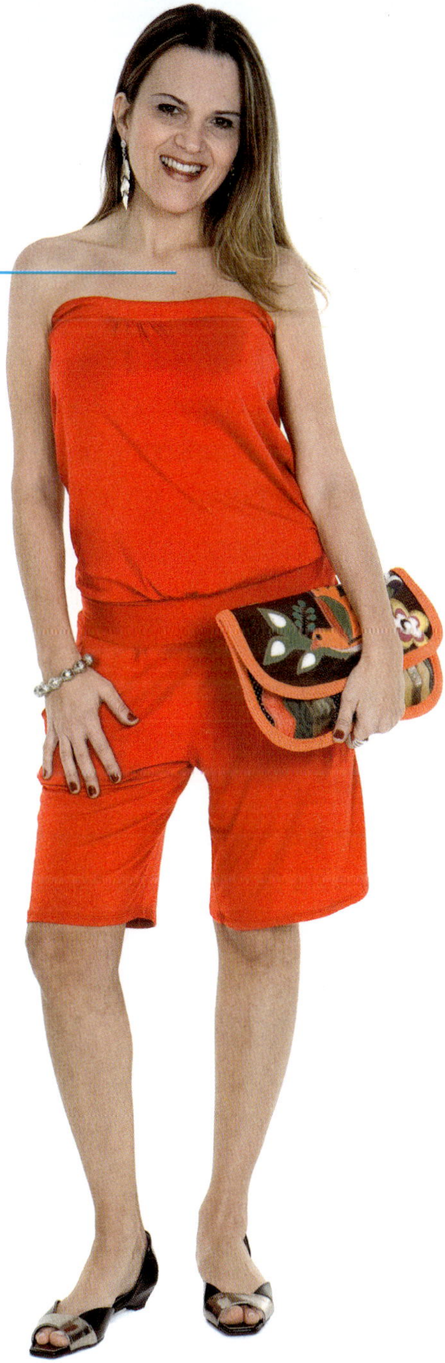

As bolsas não precisam combinar com os sapatos.

Aonde ir com este look:
- *Lanche em família*
- *Aniversário das filhas*
- *Barzinho*
- *Cinema*

Para encontrar seus amigos nos finais de semana, Cristina opta por roupas mais descontraídas, sem descuidar da elegância e do estilo. As estampas arredondadas como as do vestido só podem ser usadas por pessoas magras, pois passam a impressão de uma área visual maior. Estampas florais não devem ser usadas para trabalhar!

As pessoas mais baixas, independentemente de seu peso, devem usar estampas e acessórios de tamanho pequeno ou, no máximo, médio, inclusive bolsas.

Quem tem sobrepeso deve evitar estampas e acessórios – bolsas, colares, brincos e fivelas de cintos – arredondados.

O vestido todo estampado e colorido pede poucos acessórios, que devem ser neutros.

O cinto é de camurça trabalhada, largo e tem a fivela grande e redonda, o que o torna bastante casual. Ele foi colocado na altura do quadril de Cristina para ajudar a disfarçar as pernas longas e a falta de cintura evidente.

Nas pernas da Cristina há duas linhas horizontais, uma formada pela barra do vestido e a outra pelo cano das botas. Esses dois fatores disfarçam suas pernas finas, tornando seu visual mais equilibrado.

Para alongar o tronco:

- use calças e saias de cintura mais baixa;
- use vestidos e blusas de corte império;
- blusas e camisas por fora, de comprimento a partir do osso da bacia;
- use linhas, listras, estampas e detalhes verticais nos tops;
- use sapatos contrastantes com as calças.

Para quem não tem cintura definida, o ideal é usar o cinto na altura do quadril.

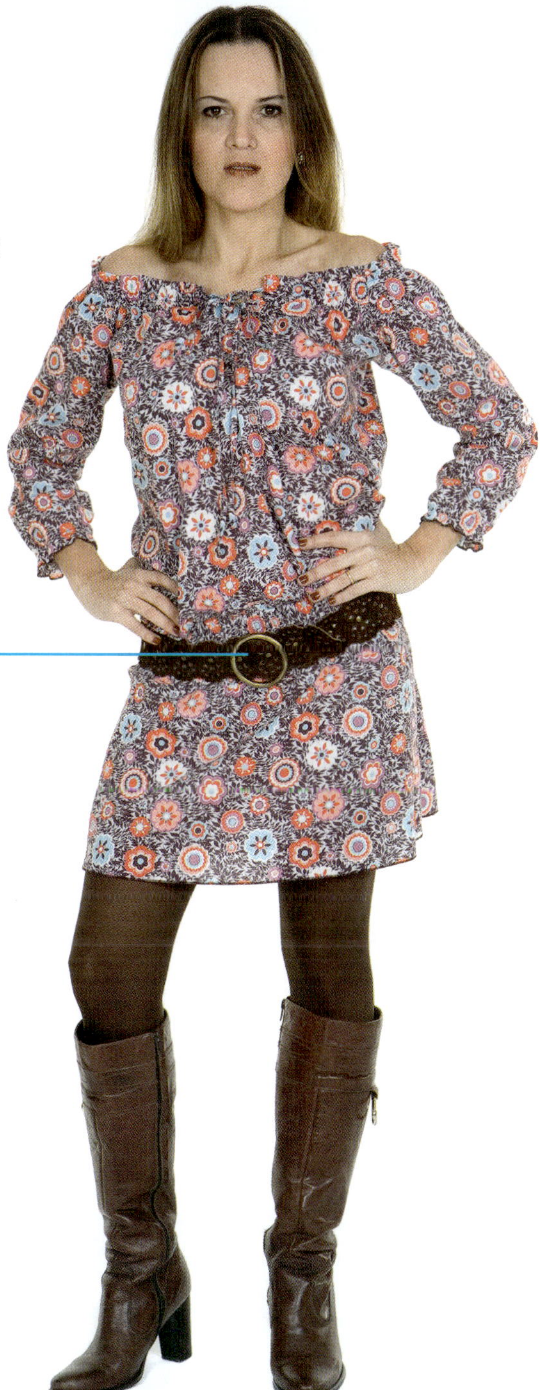

Vanuza

25 anos | 1,70 m

Vanuza é designer e trabalha em casa para um escritório canadense. Ela é alta, tem quadril largo e seios grandes. Recentemente deu à luz um menino e por isso ainda tem excessos na região abdominal.

O modelo do vestido usado por Vanuza é reto e soltinho, cai de forma fluida sobre seu corpo e não marca nada. Com ele, Vanuza consegue disfarçar o quadril largo e as evidências de uma gravidez recente.

O xadrez é bem discreto e desvia a atenção para as extremidades do corpo dela, tirando o foco da barriga. O comprimento acima do joelho é uma boa opção para rejuvenescer e alongar sua imagem.

O vestido tem elementos formais – cor escura e modelo reto – e informais – tecido viscolycra. Os acessórios pretos de verniz dão o tom de um look mais formal.

Se Vanuza tivesse optado por sapatilhas e bolsas maiores e mais claras, teríamos criado um visual mais informal.

Vemos então que é possível, em função dos acessórios, modificar totalmente a roupa e usá-la em diversas ocasiões.

Aonde ir com este look:

- *Restaurantes*
- *Barzinhos*
- *Praia*

Este look é perfeito para gordinhas, pois ele prende mais no busto e tem um caimento solto. Não tem o que dar errado!

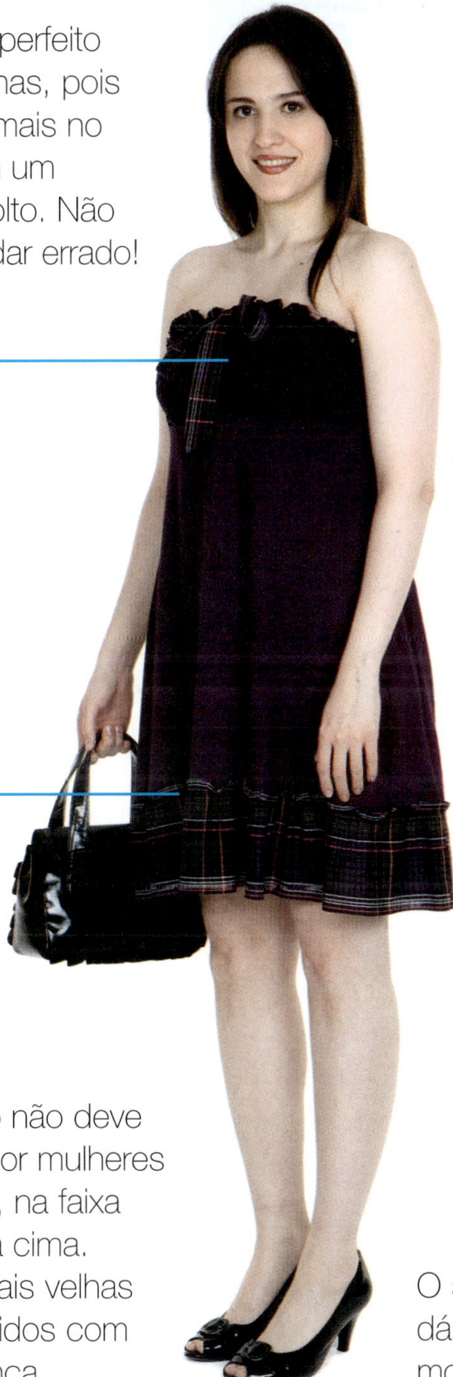

O vestido tem um ar romântico e jovial ideal para jovens mulheres

Xadrez para quebrar a sobriedade que o roxo dá para o vestido

Este vestido não deve ser usado por mulheres mais velhas, na faixa dos 30 para cima. Mulheres mais velhas pedem vestidos com mais presença.

O sapato peep toe dá um toque moderno ao conjunto

Aonde ir com este look:

- *Shopping*
- *Casa de amigos*
- *Churrasco, desde que substitua os sapatos de salto por sapatilhas*

Vanuza mora perto de um shopping center e durante a semana almoça na praça de alimentação. Como será vista por muitas pessoas, precisa estar com visual impecável.

A camisa dela é soltinha, não marca a cintura e termina abaixo da região da barriga, excelente para quem quer disfarçar alguns excessos na região.

A camisa esportiva mais comprida e ampla também ajuda a encobrir os quadris largos. A peça tem, ainda, uma linha vertical formada pela costura da camisa, que diminui a área visual abdominal.

Vanuza ainda está amamentando e seus seios estão com bastante volume. Para disfarçá-los, o decote em V aberto é ideal, pois suaviza esse detalhe da região.

Embora ela seja alta, é importante manter o comprimento de sua bermuda acima dos joelhos para continuar com ar jovial.

Ao optar pela carteira de cores mais claras, Vanuza criou um ponto de foco mais evidente em seu visual. Por isso ela deve atentar para onde posiciona o acessório.

A carteira presa dessa forma chama atenção para o quadril. Caso ela queira desviar o foco de qualquer parte de seu corpo, deve escolher uma bolsa mais clara com alças médias e segurá-la pendurada na mão (com os braços esticados).

Para manter a silhueta longilínea é importante não usar linhas horizontais, como pulseiras, sandálias de tiras e colares.

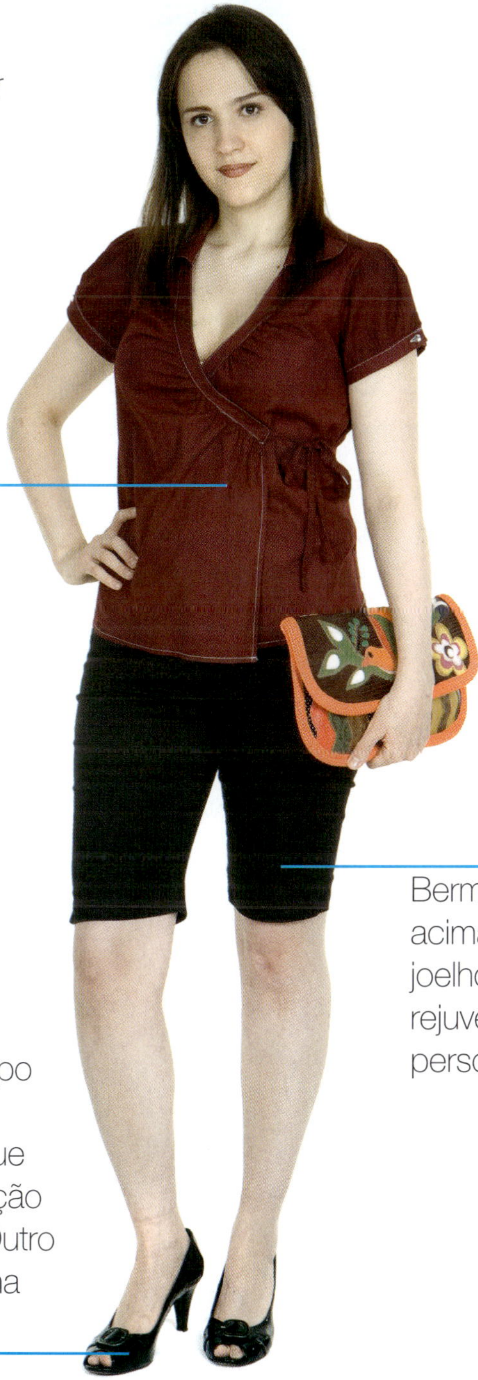

A blusa solta na frente tem tons escuros para alongar a silhueta

Bermuda acima do joelho ajuda a rejuvenescer a personagem.

As mulheres que quiserem desviar a atenção de seu corpo devem escolher sapatos e bolsas que chamem mais atenção que suas roupas. Outro truque é caprichar na maquiagem.

Aonde ir com este look:

- *Visitar cliente*
- *Escritório*
- *Supermercado*
- *Cabeleireiro*

Para ficar em casa com o bebê, ela também se produz um pouco, pois a qualquer momento pode receber visitas que queiram conhecer seu filho recém-nascido.

Vanuza veste uma calça reta e bem comprida para que sua silhueta pareça mais alongada. A altura da calça é no lugar, pois ela sabe que calças de cintura baixa aumentam as coxas e o quadril. Esses efeitos ela não quer provocar!

O xadrez da calça é bem sutil e não aumenta nem diminui a área visual das pernas. É apenas um detalhe que a torna mais informal.

Esta calça, por ser reta e em cor neutra, é considerada uma peça coringa do guarda-roupa de Vanuza, pois permite que ela a coordene com tops variados: camisas esportivas, regatas, camisetas e golas altas.

Vanuza sabe que na hora de combinar peças estampadas com outras, é mais fácil optar por lisas. Mesmo assim, sabe que não é qualquer cor de peça lisa que combina com esta calça.

O poncho que cobre o tronco de Vanuza é do mesmo tom da estampa xadrez da calça. Um casaco laranja ou salmão não teria nada a ver! A melhor maneira de combinar cores é que elas sejam complementares, análogas ou monocromáticas.

O corte em V deste poncho ajuda a alongar a silhueta de Vanuza e também a disfarçar a barriga e os quadris.

A sapatilha no mesmo tom da calça passa a sensação de continuidade de suas pernas, tornando-as ainda mais compridas.

Uma bolsa de couro na cor marrom-café de tamanho médio e de modelo desestruturado é excelente opção.

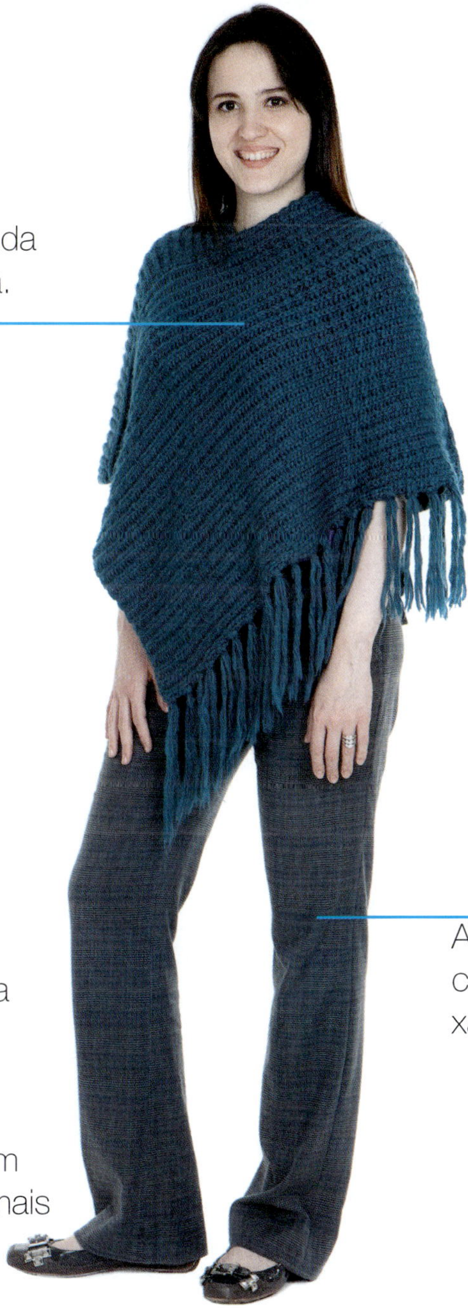

Poncho em V ajuda a afinar a silhueta.

A calça é reta com estampa xadrez neutra.

A sapatilha é uma opção mais confortável, mas poderia ser substituída por um sapato de salto mais grosso e médio.

Aonde ir com este look:

- *Festas mais descontraídas*
- *Cinemas*
- *Trabalho*

Por trabalhar com artes visuais, Vanuza é uma grande apreciadora de peças coloridas, e este vestido ela usa para sair com suas amigas e colocar a fofoca em dia.

As estampas geométricas do vestido formam uma espécie de mosaico e ajudam a embaralhar a vista de quem olha para Vanuza. O tecido fluido, de caimento solto, contribui para que ela consiga disfarçar qualquer parte de seu corpo. Este vestido disfarça qualquer coisa!

Como ela tem as pernas bonitas e em ordem, pode chamar atenção para elas, o que faz com sucesso ao usar o vestido mais curto em cores claras com a meia marrom-café, um tom contrastante.

A peça é inteira estampada e colorida. Por isso, os acessórios que ela usa devem ser neutros. Caso não fossem, seu visual ficaria carregado e deselegante. Lembre-se de que menos é mais!

Golas altas pedem brincos menores e mais contidos. O look dispensa colares por ser de gola alta e todo estampado.

Se estiver muito frio, este look aceita, ainda, um casaco ou uma capa, desde que seja de cor neutra e de comprimento maior que o vestido.

Para disfarçar quadris largos:

- calças soltas, amplas e retas que cheguem ao peito do pé;
- calças e saias de cintura no lugar;
- saias e calças sem cós marcado;
- saias e calças sem bolsos ou com bolsos falsos;
- detalhes na vertical em saias e calças, como vincos e risca de giz;
- tops mais chamativos que calças e saias;
- vestidos fluidos e retos;
- vestidos acinturados e com saia em A.

Sempre chame atenção para as partes do corpo que valorizam você!

Brincos pequenos combinam com a gola alta.

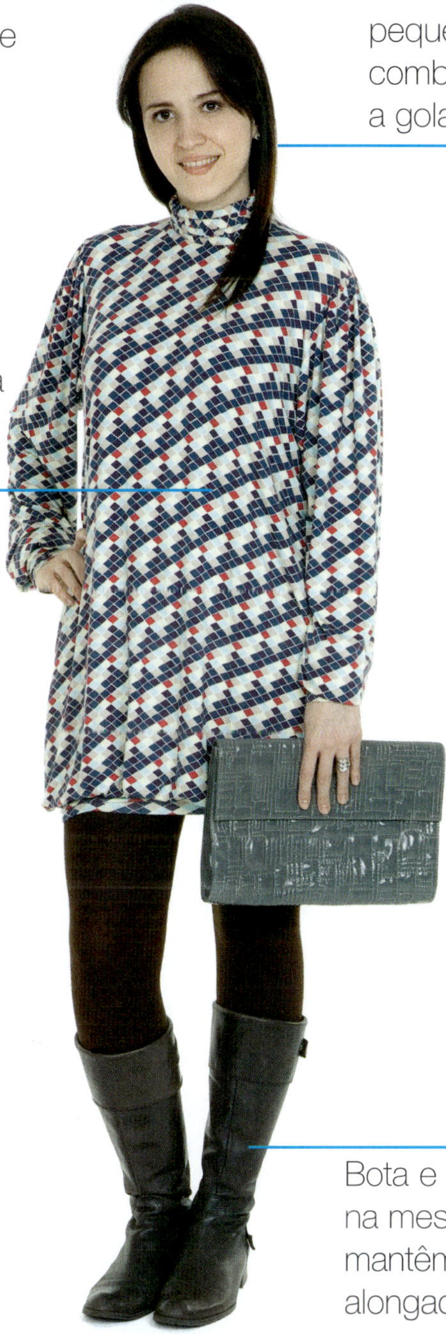

A estampa tipo mosaico embaralha a vista e disfarça tudo.

Ambientes de trabalho diferentes pedem estilos de roupa diferentes!

Bota e meia-calça na mesma cor mantêm as pernas alongadas.

Dany Rok

26 anos | 1,68 m

Dany trabalha como vendedora de uma loja de roupas e também como assistente de consultoria de moda. A profissão permite que ela ouse na escolha dos looks, misturando elementos formais com informais. Ela é magra com pernas finas, tem um corpo semirretangular – cintura estreita – e bastante seio.

Por ser magra, Dany pode usar roupas mais justas. No entanto, deve tomar cuidado para não ressaltar sua cintura estreita. Por isso, ao compor o look foi escolhida uma camisa branca mais solta e comprida. Os babados ao longo da peça acrescentam volume equilibrando a sua silhueta, disfarçam sua magreza e o volume dos seios. Se tivesse colocado um top muito justo, o look teria ficado vulgar e apelativo.

O decote em V criado pela camisa alonga sua silhueta e também ajuda a disfarçar o tamanho de seus seios.

O casaco areia tem o corte acinturado, que disfarça o corpo retilíneo, e é de comprimento maior que o da camisa. Os casacos, quando compridos, devem cobrir as blusas.

Os sapatos usados por Dany são ideais para ela, pois o bico fino dá uma sensação de continuidade às suas pernas, efeito contrário àquele causado por calçados de bico redondo ou quadrado, que encurtam. O colar de pérolas também cria linhas verticais, causando o mesmo efeito: alongar. Ela pode passar o dia com este look e transitar por várias ocasiões/eventos, pois ele é neutro, chique e versátil.

Aonde ir com este look:

- *Restaurantes badalados*
- *Clubs*
- *Cinema*
- *Coquetéis*

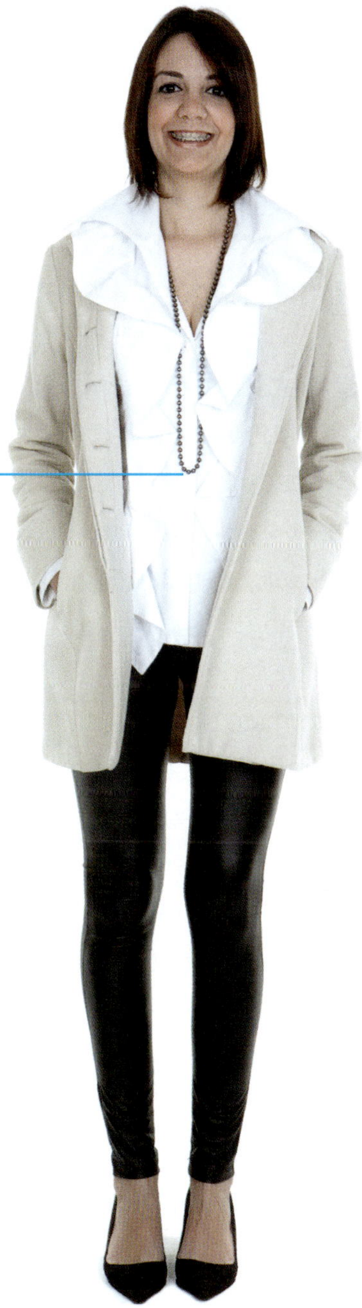

Sempre que vestimos uma calça/saia justa, o top deve ser mais solto e vice-versa.

Ela poderia substituir a calça preta por uma calça jeans em tom mais escuro, de lavagem tradicional, sempre mais sequinha.

Aonde ir com este look:

- *Casamentos*
- *Formaturas*
- *Entregas de premiações*
- *Ocasiões badaladas*

Em ocasiões especiais como formatura, coquetéis ou casamentos, Dany faz questão de caprichar no visual. Por ser magrinha, ela tem várias opções de vestidos para usar.

O vestido preto usado por Dany é de tecido de veludo molhado, que por ser mais grosso acrescenta volume ao corpo de quem usa. Além disso, é um tecido que tem mais brilho e reflete a luz que incide sobre ele, aumentando a área visual do corpo. Dessa forma, as mulheres com sobrepeso devem evitar usar peças com essa característica.

Pelo fato de o modelo do vestido usado ser frente única, reto e justo, o corpo de Dany parece ter cintura e quadris mais acentuados.

A peça é frente única de alças largas, e isso faz com que a área do colo à mostra fique pequena demais para o uso de colares. Seus brincos no formato de pingente agregam informação suficiente à parte próxima do rosto e isso também dispensa qualquer outro acessório.

Por ser um look mais social, fica melhor combinar as cores da sandália com a da bolsa, mas nada impede que Dany substitua a carteira preta por uma de outra cor. A bolsa para esse tipo de composição deve ser pequena e estruturada.

A fenda do vestido está na altura máxima para que não apareçam partes indesejadas e dá a impressão de que as pernas de Dany são mais grossas.

Roupas e acessórios de um mesmo look devem ter a mesma linguagem. Portanto, vestidos vaporosos e decotados pedem acessórios mais leves. Sendo assim, sandália é a sua melhor escolha.

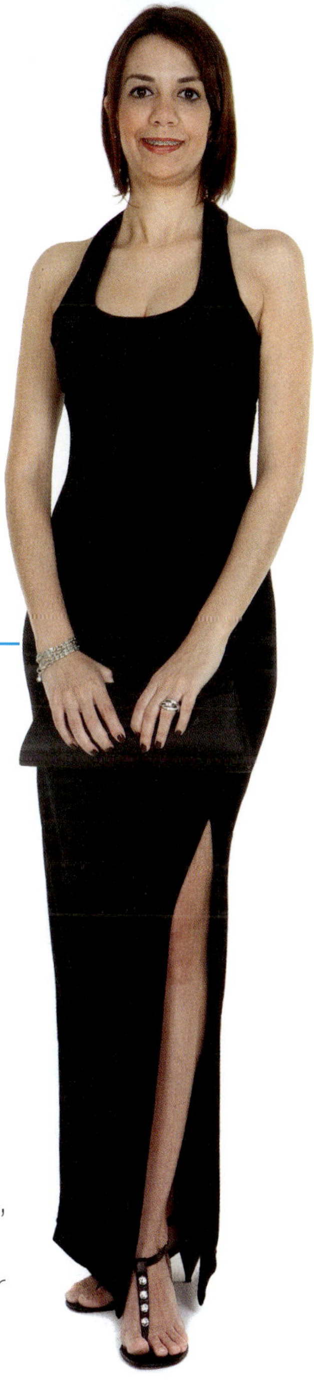

Este vestido não deve ser usado por mulheres com corpo em formato curvilíneo, pois aumenta o quadril.

Caso ela queira usar uma pashmina ou um xale para complementar o look, deve escolher um colorido, para dar uma quebrada. Não devem ser de seda ou cetim, mas sim de tecido mais encorpado para acompanhar o peso do vestido.

Aonde ir com este look:

- *Festa de aniversário*
- *Jantar mais informal*
- *Almoço com amigos*
- *Balada mais descolada*

Este vestido Dany adora usar nas diversas baladas que frequenta, pois é um pretinho básico moderno que permite inúmeras variações. Ele é perfeito para o corpo de Dany, pois em razão de seu decote em V, disfarça o tamanho dos seios e, por causa da disposição dos botões na vertical, alonga sua silhueta.

Alças largas são ideais para quem tem seios maiores, pois as alças do sutiã não ficam à mostra. Alças mais finas de vestidos e blusas podem deixar em evidência as alças do sutiã, e isso não é elegante!

A faixa horizontal na mesma cor do vestido não cria o efeito indesejado de achatar a silhueta, mas sim o de acentuar seus quadris e a cintura.

Sua estatura mediana permite que ela opte por acessórios de tamanho médio, o que já não pode ser feito pela Juliana (pág. 32), que é baixinha. Por isso, para equilibrar seus braços finos ela está com um bracelete mais largo.

Como este é um vestido básico, pode ser usado em diversas ocasiões. O que determina a situação em que ele vai se encaixar são os acessórios. Neste caso, a rasteira vermelha deu um toque bastante informal. No entanto, ela poderia optar por sapatos mais formais – de salto baixo a médio, tipo peep toe ou sandálias.

O comprimento acima dos joelhos mantém o look jovial e a deixa alongada visualmente. Este visual é bem despojado e pede uma bolsa mais desestruturada.

Tenha sempre no guarda-roupa um vestido básico na cor e no corte. Por sua versatilidade, ele poderá ser usado em diversas ocasiões.

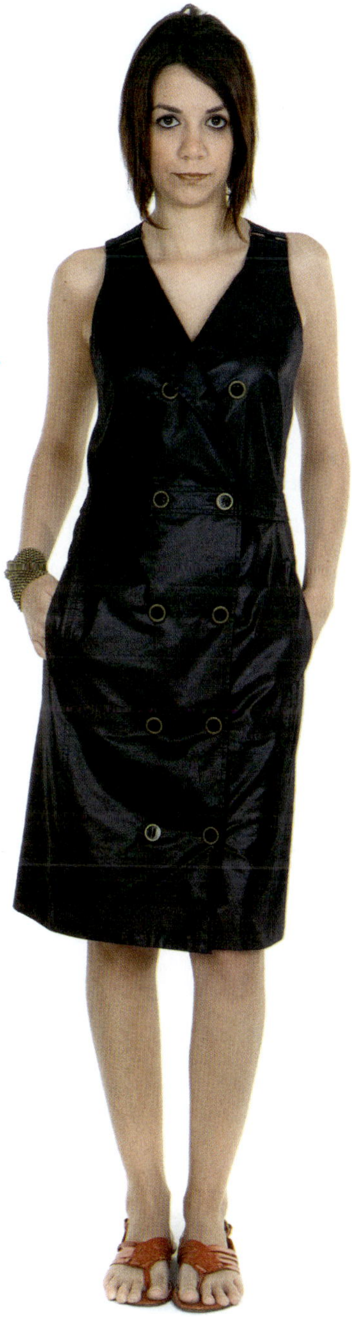

Não existe regra quanto à obrigatoriedade do uso de colar, brincos, pulseira e anel. Respeite seu estilo, seja ele clean ou não.

Aonde ir com este look:

- *Cinema*
- *Trabalho*
- *Balada*
- *Confraternizações entre amigos*

Por causa de sua profissão na área de moda, Dany pode usar este vestido para trabalhar, ir ao cinema e até a uma baladinha.

Este vestido foi escolhido para valorizar a imagem de Dany por várias razões. A primeira delas foi seu corte acinturado, que disfarça seu formato retilíneo; a segunda foi a estampa da peça, que é toda espalhada, o que disfarça seu perfil magro, e a terceira foi o comprimento, superjovial.

As cores mais vibrantes do vestido pedem acessórios mais neutros para que não haja excesso de informação no look. Por isso, bastou um colar, que acompanha o formato do decote, para iluminar seu rosto.

Este é um detalhe em que se deve prestar atenção para não desequilibrar o visual: o colar sempre acompanha o formato do decote. Então, preste atenção se ele é em V, em U, careca, redondo ou quadrado!

No caso de modelos tomar que caia e decote canoa: use apenas brincos – se fizer questão de colar, que ele seja curto, na região da saboneteira.

Para parecer ter mais cintura, você deve usar:

- blusas soltinhas na cintura e ajustadas nos quadris;
- casacos, jaquetas e blazers mais retos e de comprimento na altura do osso da bacia;
- camisas, casacos, jaquetas, blazers em linha A e pelerines;
- casacos, camisas, blazers e vestidos que se mantêm sequinhos até a linha da cintura e se abrem a partir dela;
- vestidos retos e soltinhos, de tipo coluna, de modelo império;
- saias e calças em modelos mais sequinhos, que devem ser usados com blusas mais soltas; saias e calças em modelos mais volumosos que devem ser usadas com blusas mais secas;
- saias e calças que tenham detalhes a partir dos quadris, como bolsos, estampas etc.

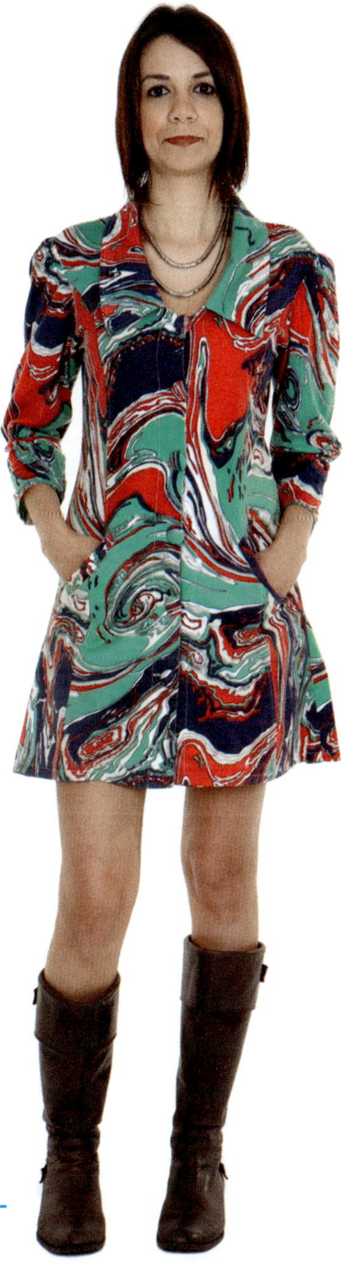

Para engrossar as pernas, as botas de cano alto são ideais, pois criam linhas horizontais na região. As baixinhas devem evitá-las para não achatar a silhueta.

Érika

34 anos | 1,72 m

Érika é advogada, dá aulas de Direito e já foi delegada de polícia. (Dá pra acreditar?) Os ambientes que ela frequenta no trabalho exigem trajes mais formais e, por isso, quando pode, ela faz questão de se vestir de uma maneira mais descontraída. Ela tem o corpo da mulher brasileira: quadris largos, cintura fina e pouco seio.

Para quem tem o corpo-pera como Érika, o ideal é chamar atenção para a parte de cima do corpo e disfarçar a parte de baixo para, assim, equilibrar a silhueta.

O vestido tomara que caia deixa os ombros de Érika à mostra e atrai a atenção para seu tronco. O tecido da peça é fluido e cai solto em seu corpo, o que disfarça seus quadris.

Por ser alta, Érika pode escolher vestidos de diversos comprimentos: curtos, longos e longuetes. No entanto, deve ter em mente que, ao optar por um longo, ele não deve arrastar no chão, sob o risco de ficar deselegante e imundo!

Em razão do comprimento do vestido, não é possível ver, mas ela está com sandálias de tiras e salto finos, que são mais formais e acompanham a linguagem do look.

O tomara que caia dispensa o uso de colares, mas se você fizer questão de usá-los, que sejam rentes à sua saboneteira.

Os pingentes maiores são adequados ao seu perfil mais alto.

Aonde ir com este look:

- *Casamentos*
- *Formaturas*
- *Festas black-tie*

As baixinhas devem evitar o tomara que caia, pois ele cria uma linha horizontal, achatando a silhueta. Este tipo de vestido é mais recomendado para quem tem estatura mediana para alta.

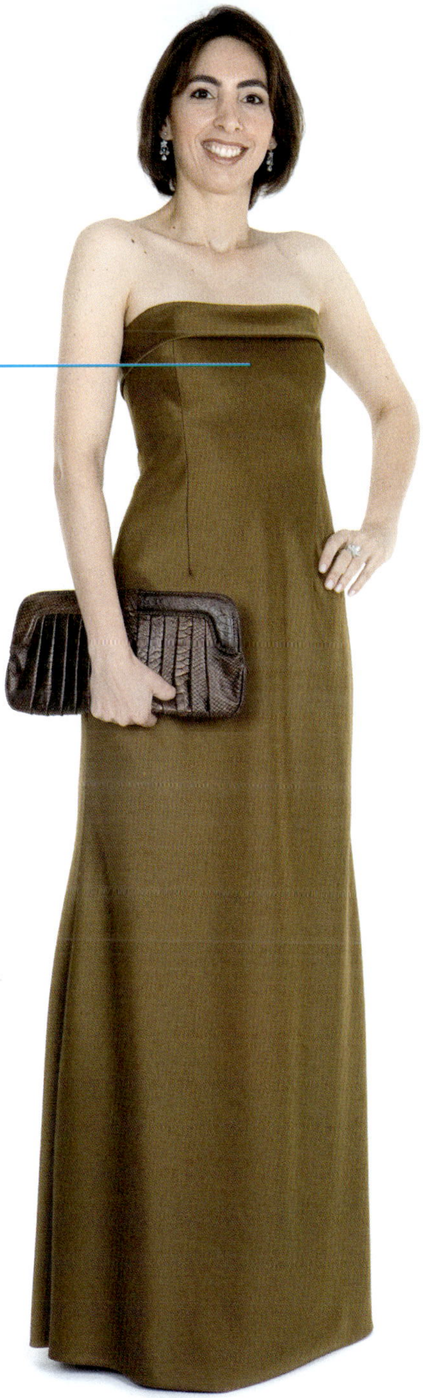

O tamanho dos acessórios deve acompanhar o perfil das mulheres: as altas devem preferir acessórios maiores, as baixas, menores e as de estatura mediana, médios.

Aonde ir com este look:
- *Almoço com amigas*
- *Supermercado*
- *Cabeleireiro*
- *Levar o filho na escola*

O estilo de Érika é mais natural, e por isso ela prefere conforto acima de tudo! Ela adoraria estar de calça jeans, camiseta branca e tênis, mas sabe que essas peças juntas não passam a imagem de uma mulher mais madura.

No look ao lado ela continua confortável, no seu estilo, só que mais elegante. A camiseta foi substituída por uma camisa de algodão informal e o tênis foi trocado por um par de sapatos de saltos médios e grossos.

A lavagem da calça é tradicional e o corte é reto, ideal para quem tem quadris largos, pois não cria informação nessa parte do corpo. Uma calça afunilada evidenciaria seu quadril ainda mais, pois criaria o formato de um cone (Cornetto).

A jaqueta colorida, além de tornar o look mais interessante, trouxe mais informação para a parte superior do corpo dela. As mangas da jaqueta estão no comprimento ideal – no primeiro ossinho do dedão – e não caem sobre as mãos.

Um colar conflitaria com o look, que já tem duas golas sobrepostas. Sem esse acessório seu visual fica clean e elegante!

Sapatos com saltos mais grossos são mais esportivos e por isso combinam perfeitamente com o visual casual formado pela calça jeans, camisa e jaqueta, ambas esportivas.

Dois dos fatores que determinam o grau de formalidade de um look são a intensidade e o número de cores nele presentes. Para um visual mais elegante e informal, você pode combinar várias cores, desde que sejam neutras.

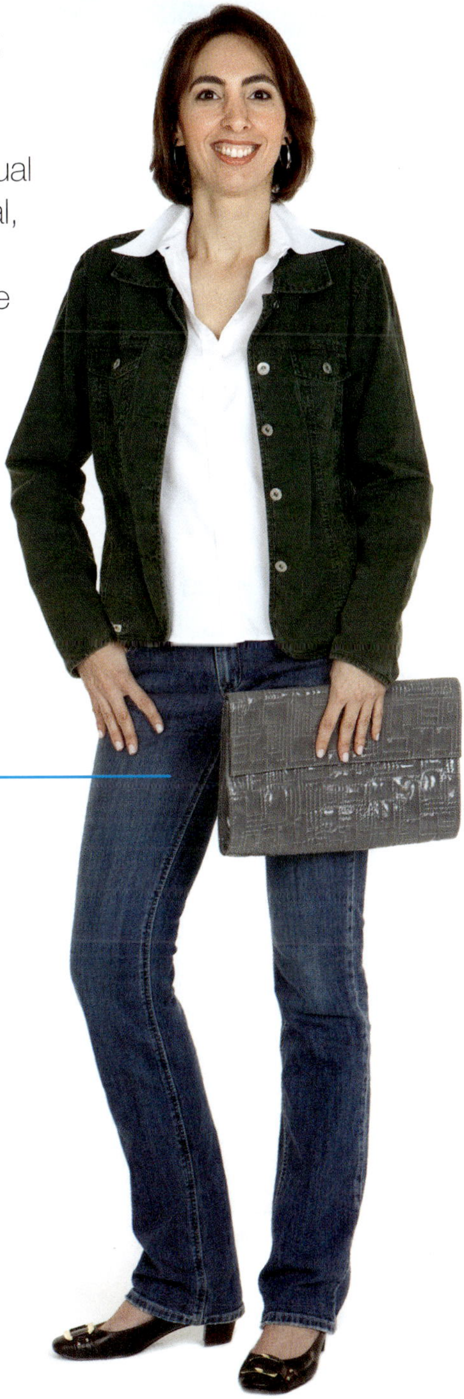

Calças de cintura baixa aumentam quadril e coxas. Se você tem quadris largos, evite!

Aonde ir com este look:

- *Trabalho*
- *Reuniões informais*
- *Batizados*

Para trabalhar, Érika precisa estar vestida de forma mais formal, pois o Direito é uma profissão mais sóbria. Mesmo assim, ela faz questão de manter seu visual jovem e harmonioso.

A calça de tecido fluido tem caimento reto e não evidencia seus quadris mais largos. Assim como o vestido preto de Dany (pág. 113), a calça cinza de Érika é peça básica em um guarda-roupa mais formal, pois pode ser coordenada com peças diferentes.

Quem tem quadris largos deve evitar usar calças e saias com bolsos laterais para não agregar volume à região. Bolsos falsos são boa opção para tornar a peça mais interessante, sem comprometer a harmonia da silhueta.

Outro detalhe a ser observado é o cós da calça. Para disfarçar quadris largos, prefira calças sem cós. Os vincos da calça ajudam a afinar os quadris e as coxas.

A cor preta da blusa é igualmente neutra e, por isso, Érika acertou em cheio ao colocar este blazer com bastante colorido. Isso faz com que o foco de seu look se concentre na parte superior do seu corpo. Mesmo sóbrio, seu visual ficou jovem!

Uma bolsa média e mais estruturada seria ideal para finalizar o look trabalho de Érika.

Corpo-pera: para equilibrar sua imagem, sempre chame mais atenção para seu tronco.

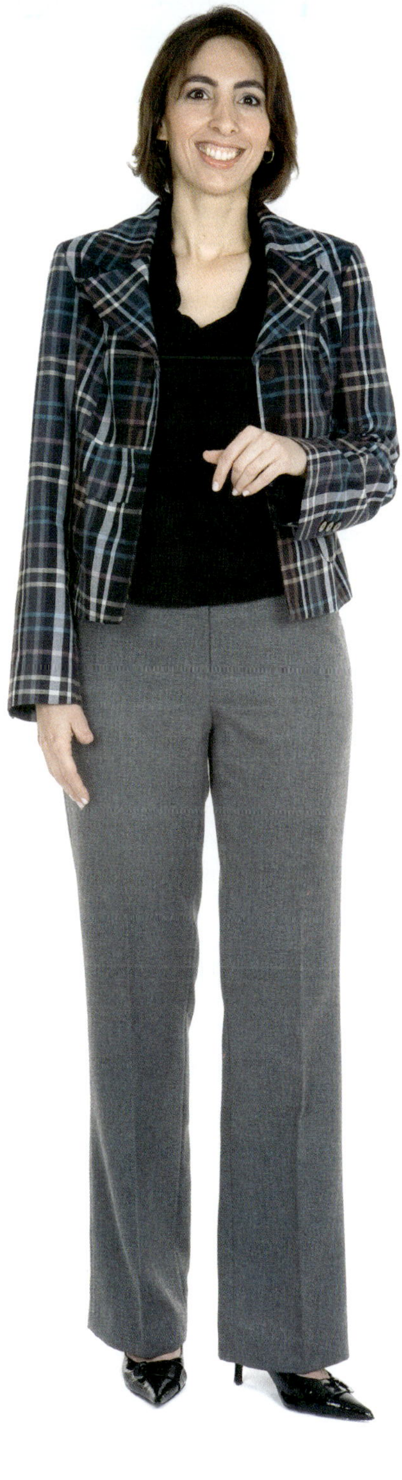

Para trabalhar, prefira acessórios, maquiagem e perfume discretos. A atenção deve estar focada no seu trabalho e não atrapalhar seu desempenho.

Aonde ir com este look:
- *Almoços de família*
- *Casamentos durante o dia*
- *Batizados*

Érika adora cozinhar para sua família, especialmente em datas comemorativas. Depois de trabalhar arduamente no fogão, ela se arruma para receber todos de forma muito elegante!

Érika adora este vestido, mas sabe que não pode usá-lo para trabalhar, pois é muito informal para sua profissão. Por isso ela só o coloca em ocasiões mais descontraídas.

Érika tem pouco seio, e para dar volume à região ela opta por vestidos mais fechados. As peças mais decotadas e abertas sempre diminuirão o tamanho dos seios.

O vestido tem uma faixa localizada acima da cintura para atrair a atenção para o tronco. Por ser amplo na altura dos quadris, essa região também é disfarçada.

Seu comprimento acima dos joelhos faz com que ela fique com ar bastante jovial.

Sapatos mais abertos harmonizam melhor, pois tem a linguagem leve do look.

Para aumentar o volume dos seios:

- use tops em cores claras;
- use tops com detalhes na altura do busto como bolsos, babados etc.;
- use decotes em V ou U pouco profundos;
- use blusas com mangas que terminem na altura dos seios e mangas bufantes;
- use tops com detalhes na lapela de blazers e casacos, como broches.

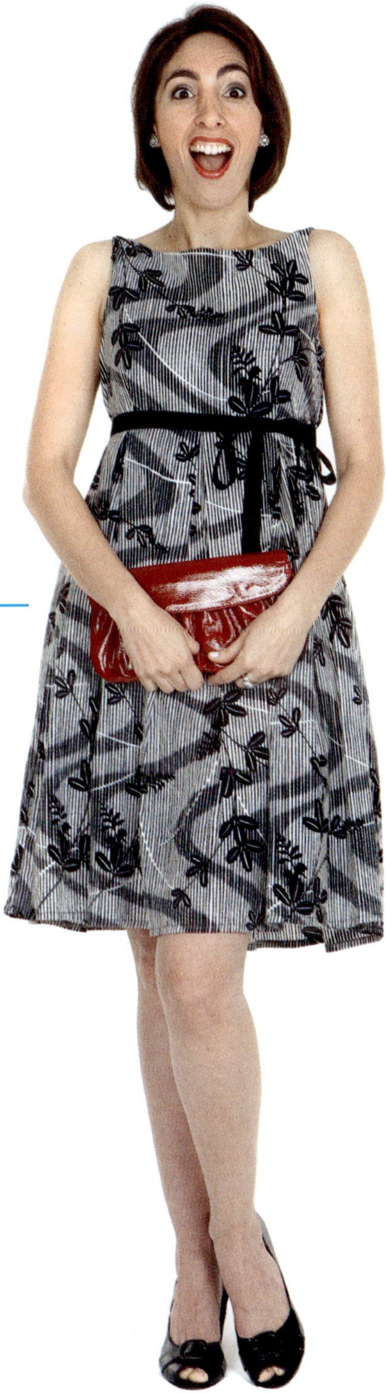

O uso de pulseiras deve ser evitado por quem tem quadris largos, pois é um elemento que chama atenção para a região.

Dicas finais

- Qualidade é mais importante que quantidade. Em vez de comprar três peças "mais ou menos", compre uma "muito boa".
- Na dúvida, opte por peças escuras. Elas escondem melhor eventuais defeitinhos.
- Peças atemporais devem ser as de maior investimento.
- As cores marinho e cinza são as mais fáceis de coordenar.
- Vestir-se de forma apropriada é como ter boas maneiras e facilita a sua vida.
- Esteja sempre atualizado com suas peças. O que volta, sempre volta com releituras.
- Prefira fazer compras em dias de semana, quando está tudo mais calmo.
- Experimente todas as peças. Se não ficar bem na loja, não vai ficar bem em casa.
- Seja honesto com você mesmo ao provar peças.
- Nada de comprar uma calça em tamanho menor para ser usada quando você emagrecer... Ela tem que servir AGORA!
- Prefira comprar sapatos no final do dia, quando seus pés estão inchados.
- Cada peça que você adquire deve combinar com pelo menos outras três que você já tem.
- Não seja vítima da moda. Descubra seu estilo e use a moda a seu favor!
- Os vendedores são treinados para achar que tudo o que você prova é do seu estilo, tamanho e gosto.
- Não queira estar igual a todo mundo! Você é único e deve mostrar isso!
- A primeira impressão é a que fica.